Aishwarya Ikhar
Rahul Dahake
Abhay Kolte

Doença periodontal e resultados adversos na gravidez

Aishwarya Ikhar
Rahul Dahake
Abhay Kolte

Doença periodontal e resultados adversos na gravidez

ScienciaScripts

Imprint

Cover image: www.ingimage.com

This book is a translation from the original published under ISBN 978-620-8-42060-4.

Publisher:
Sciencia Scripts
is a trademark of
Dodo Books Indian Ocean Ltd. and OmniScriptum S.R.L publishing group

120 High Road, East Finchley, London, N2 9ED, United Kingdom
Str. Armeneasca 28/1, office 1, Chisinau MD-2012, Republic of Moldova, Europe
Managing Directors: Ieva Konstantinova, Victoria Ursu
info@omniscriptum.com

Printed at: see last page
ISBN: 978-620-8-60146-1

DOENÇA PERIODONTAL E RESULTADOS ADVERSOS NA GRAVIDEZ

Dr. Aishwarya Ikhar
Dr. Rahul Dahake
Dr. Abhay Kolte
Dr. Rajashri Kolte

Índice

1. INTRODUÇÃO

A reverberação da saúde oral na qualidade de vida está relacionada com os factores sócio-demográficos, grupo etário, classe social de origem e em alguns casos está relacionada com a habitação, adesão à medicação e acesso a cuidados e alimentação.[1] Considera-se que a saúde oral é afetada pelo estado geral de saúde ou doença. No entanto, a possibilidade de a saúde oral ou a cavidade oral (como portal de entrada com acesso à corrente sanguínea e ao sistema respiratório) poderem causar alterações na saúde geral parece ser menos reconhecida.[2,3]

A doença periodontal (DP) é uma das doenças crónicas de origem infecciosa mais comuns conhecidas nos seres humanos, com uma prevalência relatada que varia entre 10% e 60% em adultos, dependendo dos critérios de diagnóstico.[4] Assim, a DP refere-se à gengivite - uma condição inflamatória dos tecidos moles que rodeiam um dente ou a gengiva e a periodontite refere-se à - condição que envolve a destruição das estruturas de suporte, tais como o ligamento periodontal, o osso, o cemento e os tecidos moles.[3] Na literatura, as DPs mais prevalentes e mais investigadas são a gengivite induzida pela placa dentária e a periodontite crónica.[5,6]

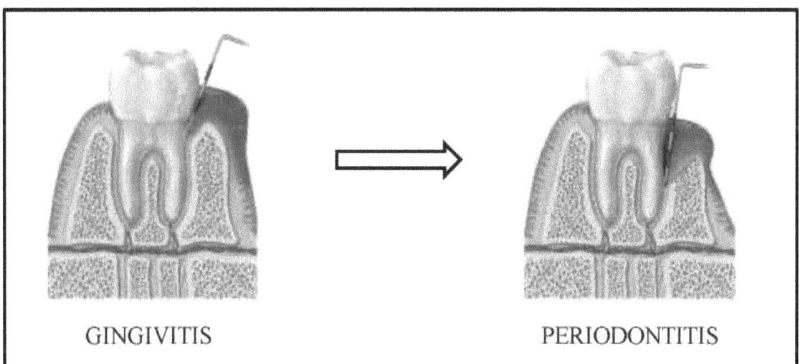

Fig. 1a: Diferença clínica da destruição de tecidos entre gengivite e periodontite

A DP é iniciada pelo crescimento excessivo de certas espécies bacterianas, com a maioria das bactérias Gramnegativas e anaeróbias a crescer em locais subgengivais. A resposta do hospedeiro aos agentes patogénicos periodontais causa uma inflamação persistente e a destruição dos tecidos periodontais que suportam os dentes, levando a manifestações clínicas da doença.[7] Um número limitado de espécies cultiváveis está associado à doença periodontal[8] e pode incluir *Aggregatibacter* (formalmente chamado *Actinobacillus) actinomycetemcomitans, Porphyromonas gingivalis, Prevotella intermedia, Tannerella forsythia, Campylobacter rectus, Eubacterium nodatum, Peptostreptococcus micros, Streptococcus intermedius* e espécies de *Treponema.* O número de bactérias associadas à doença é até 10 vezes superior ao número de bactérias associadas à saúde.[9]

Estes periodontopatógenos partilham a capacidade de penetrar no epitélio gengival, de tal forma que as suas endotoxinas, compostos imunologicamente activos e enzimas e moléculas citotóxicas são apresentadas diretamente às células inflamatórias do hospedeiro. Esta capacidade pode distinguir estas espécies Gram-negativas da pletora de outras espécies Gram-negativas que habitam a placa subgengival. A investigação indicou que *A. actinomycetemcomitans* produz uma Ieukotoxina, e a resposta imunológica do hospedeiro a este antigénio pode explicar o padrão único de envolvimento dentário na periodontite juvenil localizada. Tanto *a P. gingivalis* como a *T. denticola* foram identificadas como tendo uma enzima semelhante à tripsina que pode ser um fator de virulência.[8,9] Tem havido um aumento na evidência de investigação que sugere ligações entre a doença periodontal e outras doenças e o aumento do risco de doenças sistémicas como a aterosclerose, enfarte do miocárdio, acidente vascular cerebral, diabetes mellitus e resultados adversos na gravidez (APOs).[2,10]

A DP pode contribuir para a APO devido a uma infeção bacteriana inflamatória oral crónica. Num estudo realizado por McCormick (2003) e Bobetsis (2006), hamsters grávidas infectadas com *P. gingivalis* em doses insuficientes para induzir febre ou definhamento, produziram ninhadas com peso fetal significativamente reduzido, acompanhado por um aumento proporcional do fator de necrose tumoral (TNF). Nos seres humanos, as APOs que têm sido associadas à doença periodontal incluem: parto prematuro, baixo peso à nascença, aborto espontâneo ou perda precoce da gravidez e pré-eclampsia. A pré-eclampsia e os partos prematuros são as principais causas de morbilidade e mortalidade materna e perinatal[11,12].

Apesar de muita investigação e dos avanços nos cuidados de saúde, as APO continuam a ser um importante problema de saúde pública. As complicações da gravidez têm consequências significativas não só para a saúde dos bebés e das mães afectados, mas também para as suas famílias e para a sociedade em geral, tendo em conta o seu impacto financeiro. [13] Estima-se que o nascimento pré-termo (PTB), definido como um nascimento vivo antes das 37 semanas de gestação, seja a principal causa de 28% das mortes neonatais em todo o mundo.[14] Os sobreviventes de PTB correm um risco acrescido de desenvolver sequelas potencialmente adversas a nível do desenvolvimento neurológico e comportamental, para além de um vasto leque de complicações que se estendem para além da infância, incluindo perturbações cardiovasculares e metabólicas.[15] As implicações não podem ser subestimadas, tendo em conta que um em cada dez nados-vivos nos Estados Unidos e 5-9% na Europa são pré-termo.[16] Outras complicações comuns da gravidez incluem: baixo peso à nascença (BPN), definido como um peso à nascença inferior a 2,5 kg; pré-eclâmpsia, definida como pressão arterial materna elevada e proteinúria significativa; e diabetes gestacional. Existe uma estreita associação entre a idade gestacional e o peso à nascença, pelo que o BPN também tem sido considerado um importante fator de previsão de morbilidade e mortalidade futuras.[17]

A idade materna jovem ou avançada, a raça negra, as infecções intra-uterinas e outras, o consumo de drogas e álcool, o tabagismo, a gestação múltipla, o PTB anterior, o stress, a diabetes, o índice de massa corporal materno baixo ou alto, o intervalo intergestacional curto, o colo do útero curto, o baixo estatuto socioeconómico (SES), o baixo nível de escolaridade e o genótipo fetal são alguns dos factores de risco que têm sido associados à APO.[18] Vários destes factores envolvem vias infecciosas ou inflamatórias, pelo que a possibilidade de uma associação entre a DP e a APO não pode ser ignorada. Assim, nas últimas duas décadas, esta associação tem sido objeto de investigação numa variedade de estudos que vão desde modelos animais experimentais a estudos de associação epidemiológica e ensaios de intervenção em seres humanos.

A confirmação da DP como um fator de risco independente para as OPAs seria de grande importância para a saúde pública, uma vez que a doença periodontal é tanto evitável como curável. O tratamento periodontal durante a gravidez é considerado seguro tanto para a mãe como para a criança, prevenindo ou reduzindo assim a ocorrência de APOs, bem como a morbilidade e mortalidade materna e perinatal. [19,20]

O "complexo vermelho" *(Porphyromonas gingivalis, Tannerella forsythia* e *Treponema denticola)* tem sido consistentemente associado a infecções periodontais.[21 - 23] Bayingana (2005) examinou a prevalência de *T. denticola, T. forsythia* e *P. gingivalis* em amostras de placa subgengival de mulheres grávidas para estabelecer a prevalência do complexo vermelho utilizando a N-benzoil-DL-arginina-2- naftilamida (BANA) e a Reação em Cadeia da Polimerase (PCR) e propôs a utilização da BANA como teste de rastreio para mães em risco de parto pré-termo ou de baixo peso à nascença.[24]

Red complex *Porphyromonas gingivalis* *Tanerella Forsythia* *Treponema denticula*	**Yellow complex** *Eikenella corrodens* *Capnocytophaga gingivalis* *Capnocytophaga ochracea* *Capnocytophaga sputigena* *Campylobacter concisus* *Actinobacillus actinomycetemcomitans*
Orange complex *Prevotella intermedia* *Fusobacterium nucleatum* *Fusobacterium periodonticum* *Prevotella nigrescens* *Petptostreptococcus micros* *Campylobacter rectus* *Campylobacter gracilis* *Campylobacter showae* *Eubacterium nodatum* *Streptococcus constellatus*	**Purple complex** *Veillonella parvula* *Actinomyces odontolyticus* **Green complex** *Streptococcus mitis* *Streptococcus oralis* *Streptococcus sanguis* *Streptococcus intermedius* *Streptococcus gordonii*

Fig. 1b: Diferentes Complexos de Bactérias

As DPs são um grupo de doenças infecciosas que causam inflamação e destruição dos tecidos que circundam e suportam os dentes como resultado de uma proliferação não específica da microbiota normal do sulco gengival devido a uma má higiene oral. As bactérias da placa bacteriana podem produzir doença diretamente, por invasão dos tecidos, ou indiretamente através de toxinas bacterianas.[25]

Na fase inicial da gengivite, quando a gengiva fica vermelha, inchada e sangra facilmente, resultando na formação de bolsas falsas, a doença é ainda reversível e pode normalmente ser eliminada através de uma melhor prática de higiene oral. Se a gengivite crónica não for tratada, os venenos bacterianos da placa penetram nos tecidos mais profundos e destroem o ligamento periodontal e o osso alveolar. Esta fase avançada da doença periodontal é conhecida como periodontite, em que o tecido epitelial juncional que se encontra na base da fenda gengival migra para baixo do dente, resultando no aprofundamento da bolsa gengival e na formação de uma verdadeira bolsa periodontal. Este dano consequente à gengiva e ao osso alveolar, bem como a destruição do ligamento periodontal e do cemento, resulta na perda do dente. [25, 26]

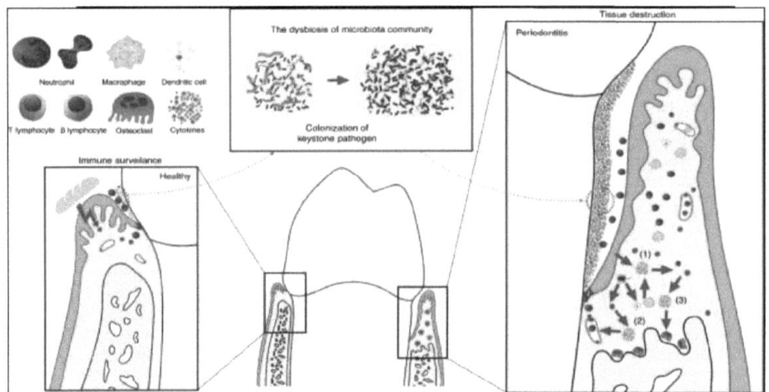

Fig 1c: Comparação entre o local saudável e o local com periodontite, onde se verifica um aumento do número de neutrófilos e destruição dos tecidos

As doenças periodontais podem ser consideradas infecções silenciosas que têm períodos de exacerbação e remissão que muitas vezes não são diagnosticados até que ocorram danos irreparáveis nos dentes e nas estruturas orais. A gengivite e a periodontite ligeira afectam a maioria das pessoas e a periodontite grave afecta aproximadamente 10-15% da população.[6] A doença periodontal destrutiva crónica ocorre numa pequena proporção da maioria das populações, independentemente da localidade ou do estatuto socioeconómico, mas mais de 23% das mulheres entre os 30 e os 54 anos são afectadas pela doença periodontal.A doença pode ser classificada de acordo com a idade (por exemplo, pré-púbere, juvenil e adulta), a taxa de progressão (crónica, aguda e rápida) e a distribuição das lesões (localizadas e generalizadas). [27, 28]

2. MICROBIOLOGIA DO PERIODONTO DOENÇA

A natureza da resposta do hospedeiro é determinada principalmente por factores genéticos e factores ambientais e adquiridos, como o tabagismo. A resposta do hospedeiro é essencialmente de natureza protetora, mas tanto a subactividade (hipo-responsividade) como a sobreactividade (hiper-responsividade) de aspectos da resposta do hospedeiro podem resultar numa maior destruição dos tecidos. [6]

Foram reconhecidas diferenças significativas para raça, género, diabetes, educação, tabagismo e índice de massa corporal entre categorias de gravidade crescente da doença periodontal.[29]

Offenbacher et al (2008)45 sugeriram que, com base em novos dados, as caraterísticas clínicas de algumas doenças complexas, como a doença periodontal, são influenciadas pelas contribuições genéticas e epigenéticas para o fenótipo clínico. Embora a base genética da doença periodontal seja considerada imperativa para definir a capacidade inflamatória de um indivíduo e, por conseguinte, um limiar de gravidade, existem provas que sugerem que também está envolvida uma componente epigenética. [29] Isto é apoiado por factores há muito associados à periodontite, incluindo a acumulação bacteriana, o tabagismo e a diabetes, que são conhecidos por produzirem fortes alterações epigenéticas no comportamento dos tecidos. [30] Como tal, a apresentação clínica da doença, ou fenótipo clínico, é tipicamente baseada em caraterísticas clínicas de inflamação, tais como vermelhidão, edema e hemorragia à sondagem (BOP), e perda de tecido de suporte, como evidenciado pela profundidade de sondagem (PD), nível de inserção e perda óssea alveolar.[29, 31]

Baelum e Lopez (2003) afirmaram que "a doença periodontal é um síndroma que existe em todos os tamanhos", sugerindo que não existem demarcações claras entre saúde e doença ou entre condições. No entanto, os dados biológicos indicam que existem diferenças dramáticas entre indivíduos com apresentações clínicas muito semelhantes ou pacientes com apresentações clínicas idênticas que podem responder de forma diferente à mesma terapia.

Sugere-se que a definição dos múltiplos factores que contribuem para a apresentação clínica dos diferentes tipos de doença periodontal deve permitir o desenvolvimento de categorias de diagnóstico e modalidades de tratamento mais consistentes para os diferentes tipos de periodontite. Isto permite um prognóstico mais exato, fornecendo mais informações sobre o tratamento personalizado ideal para um determinado indivíduo. [29, 31]

Agentes patogénicos periodontais e seus subprodutos que causam infeção metastática

Durante a gravidez, os níveis elevados de hormonas sexuais femininas que aumentam a permeabilidade vascular, em combinação com a inflamação gengival e a hemorragia induzidas pela infeção periodontal, podem aumentar a fuga de agentes patogénicos periodontais dos tecidos periodontais infectados para a circulação sanguínea. A disseminação hematogénica de micróbios comensais e patogénicos poderia então permitir o estabelecimento de uma infeção metastática na unidade feto-placentária. De facto, estudos recentes utilizando técnicas moleculares avançadas para a identificação de espécies bacterianas confirmaram a colonização intra-uterina com micróbios orais, demonstrando que a unidade feto-placentária alberga uma microbiota única, mesmo em gestações clinicamente saudáveis. A gravidade da transmissão bacteriana, no entanto, não está necessariamente relacionada com o estado periodontal da mãe, embora as mulheres grávidas com periodontite pareçam albergar vários agentes patogénicos periodontais na sua placenta com mais frequência do que as mulheres com um periodonto saudável. Até à data, a maioria dos dados microbiológicos existentes são obtidos principalmente a partir de estudos que detectaram apenas determinados microrganismos-alvo, utilizando técnicas moleculares ou baseadas em culturas.

Por conseguinte, as provas actuais relacionadas com o papel das interações entre espécies específicas na patogénese de resultados adversos na gravidez permanecem inconclusivas. Dentro destas limitações, vários agentes patogénicos periodontais comummente conhecidos, como *Aggregatibacter actinomycetemcomitans, Eikenella corrodens, Porphyromonas gingivalis* e *Treponema denticola*, foram associados a distúrbios hipertensivos gestacionais (ou seja, pré-eclampsia e hipertensão gestacional) em diferentes populações étnicas, mas não em todas as mulheres. Da mesma forma, *Bergeyella sp., Capnocytophaga spp., E. corrodens, Parvimonas micra, P. gingivalis, Tannerella forsythia,* e/ou *T. denticola* foram detectados em certas mulheres com parto prematuro/baixo peso à nascença. Além disso, o microrganismo mais abundante, *Fusobacterium nucleatum*, foi detectado na pré-eclâmpsia, no parto pré-termo/baixo peso à nascença com ou sem infeção intra-uterina, na sépsis neonatal de início precoce e num caso de nado-morto.

Agentes patogénicos periodontais e seus subprodutos que causam lesões metastáticas

Os micróbios circulantes, juntamente com os seus subprodutos, também podem causar uma lesão metastática, iniciando uma resposta inflamatória na unidade feto-placentária. Até à data, os dados que apoiam esta teoria provêm principalmente de estudos em animais. Por exemplo, com base em experiências com ratinhos grávidos, a injeção intravenosa de *F. nucleatum* resultou numa colonização e proliferação específicas deste microrganismo na unidade feto-placentária, ao passo que a injeção bacteriana na decídua, imitando a corioamnionite, conduziu eventualmente a um parto prematuro e a um nado-morto. Da mesma forma, a translocação de *P. gingivalis* e *Campylobacter rectus* para os tecidos placentários causou restrição do crescimento fetal. Uma das razões para estes resultados poderá ser o facto de a infeção por agentes patogénicos periodontais aumentar as respostas inflamatórias na unidade feto-placentária. De facto, a infeção por *P. gingivalis* é capaz de induzir um aumento de aproximadamente 2 vezes nos níveis de citocinas pró-inflamatórias circulantes, incluindo o fator de necrose tumoral-α, a interleucina-1β, a interleucina-6 e a interleucina-17, enquanto que na placenta há um aumento do interferão-γ e uma diminuição concomitante da interleucina-4 e da interleucina-10. Na placenta, esta resposta inflamatória é acompanhada de um aumento do infiltrado inflamatório, predominantemente por neutrófilos, e de necrose decidual. Curiosamente, a restrição do crescimento intrauterino por *C. rectus* e a morte fetal causada por *F. nucleatum* são provavelmente induzidas através de uma estimulação da ativação de citocinas placentárias mediada pelo recetor Toll-like 4. A lesão metastática induzida pela infeção por *C. rectus* em ratinhos também foi demonstrada pelas principais alterações estruturais na placenta de ratinhos com restrição do crescimento intrauterino. Especificamente, nestas placentas registou-se uma diminuição significativa do tamanho da camada labiríntica, que é a área responsável pela troca de nutrientes e resíduos entre a mãe e o feto. Este facto pode implicar uma nutrição insuficiente do feto e justificar o crescimento deficiente observado. Para além disso, estas placentas foram também associadas à atenuação da expressão de genes relacionados com o crescimento placentário e fetal. Finalmente, em ratos, a infeção por *C. rectus* elevou as taxas de mortalidade neonatal. Nas crias sobreviventes, *C. rectus* foi detectado no cérebro e induziu uma resposta inflamatória local, que foi acompanhada por um aumento da apoptose e defeitos na mielinização dos nervos.

3. DOENÇA PERIODONTAL E CONDIÇÕES SISTÉMICAS

Os agentes patogénicos periodontais e os seus factores de virulência têm a capacidade de se disseminar e induzir respostas inflamatórias locais e sistémicas no hospedeiro. Isto levou à hipótese de que a doença periodontal pode ter efeitos para além dos próprios tecidos periodontais. De acordo com a teoria de Miller, os focos orais de infeção eram considerados responsáveis por uma série de doenças regionais e sistémicas, tais como amigdalite, pneumonia, endocardiose e septicemia; no entanto, a falta de provas científicas condenou esta teoria à dormência.[34] A "Teoria da Infeção Focal", proposta por Hunter em 1910, concordava que as bactérias e os seus produtos de infecções locais podiam ser disseminados pelo corpo e causar doenças noutros órgãos. Isto foi apoiado por outros estudos que sugeriram que a disseminação sistémica de endotoxinas na doença periodontal pode estar associada a APOs.[2,35,36] Em contraste, Davenport e colaboradores (2002) não relataram qualquer associação, [37] e uma revisão sistemática relatou evidências limitadas de que a periodontite está associada a um risco acrescido de baixo peso pré-termo à nascença.[38]

Apesar destas discrepâncias, a saúde oral e a sua relação com a saúde sistémica são importantes para a sociedade, uma vez que até 90% da população mundial é afetada por gengivite ou periodontite, com relatórios que indicam que até 30% da população em geral tem uma predisposição genética para a periodontite.[39] A importância sistémica da doença periodontal tem sido realçada pelos recentes progressos na identificação e caraterização dos agentes patogénicos periodontais, bem como na caraterização dos potenciais mecanismos sistémicos de ação dos produtos bacterianos e das citocinas inflamatórias,[26] apontando assim para a associação da doença periodontal com um risco acrescido de doença cardiovascular, diabetes, infecções respiratórias adquiridas na comunidade e no hospital, e APOs. De acordo com Dasanayake et al (2003), os indivíduos com doença periodontal têm aproximadamente 1,5-1,9 probabilidades aumentadas de desenvolver doença cardiovascular e, após o ajuste para muitos factores de risco conhecidos para a doença cardíaca, esta associação foi considerada estatisticamente significativa.[40] Também parece haver uma relação bidirecional entre a doença periodontal e a diabetes, com um risco 2-3 vezes maior de diabetes entre os indivíduos com perda dentária.[33,35]

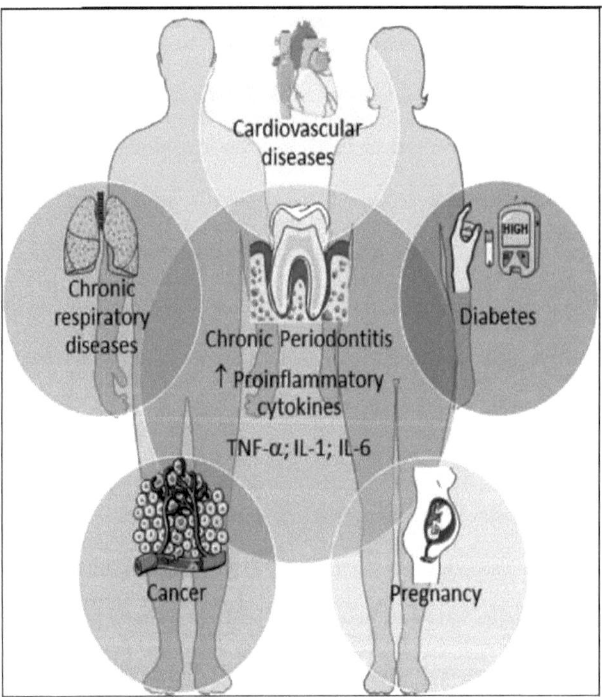

Fig 3 a: Doenças sistémicas associadas ao aumento de citocinas pró-inflamatórias devido à Periodontite Crónica.

Os dentes e o periodonto podem servir de reservatório e podem também contribuir para as infecções respiratórias, sendo que uma má higiene oral, como a cárie dentária, aumenta as probabilidades de pneumonia 2 a 9 vezes [33], [35].

FACTORES DE RISCO DA DOENÇA PERIODONTAL

A doença periodontal pode ainda ser descrita como uma resposta inflamatória crónica ao biofilme microbiano associado ao dente, que é a placa bacteriana[32] , que induz a inflamação dos tecidos adjacentes e causa a destruição dos tecidos locais e a perda da inserção do dente, como o ligamento e o osso.[17] Thorpe (2006) salienta que, embora não existam provas de uma relação subjacente entre a gengivite e a acumulação de cálculo, muitos estudos relatam, no entanto, uma elevada prevalência ou um aumento da gravidade da doença periodontal associada a uma má higiene oral ou estado nutricional. Na ausência de uma higiene oral adequada, as bactérias periodontais acumulam-se na fenda gengival dos dentes para formar uma estrutura complexa organizada conhecida como biofilme bacteriano.[28] Os biofilmes bacterianos começam na coroa (supragengival), estendem-se para as superfícies radiculares sob a gengiva (subgengival) e penetram nas superfícies radiculares. Podem mineralizar-se sob a forma de depósitos duros denominados cálculos

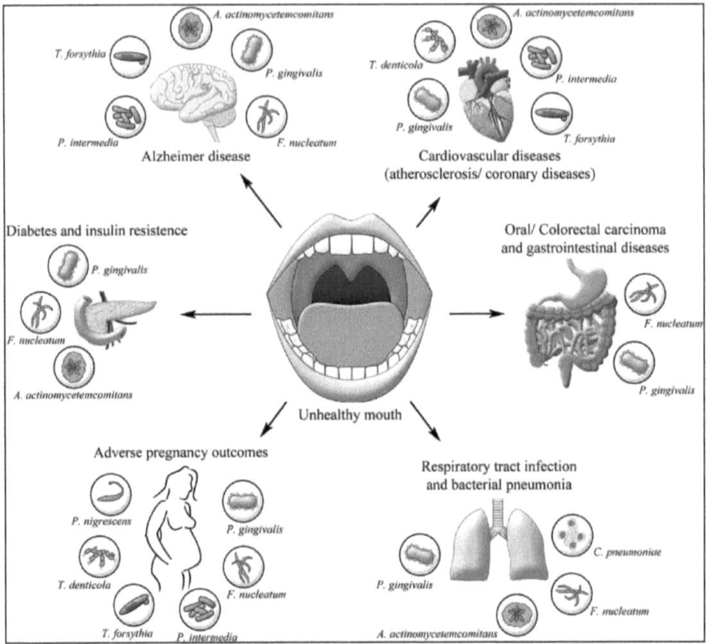

Fig 3b: Bactérias associadas a doenças sistémicas num indivíduo com doença periodontal.

Várias bactérias, predominantemente Gram-negativas, anaeróbias e microaerófilas que colonizam a área subgengival são responsáveis por iniciar e manter a infeção periodontal. Os produtos do hospedeiro como a hemina, menadiona, progesterona, estradiol, ácido acetilmurâmico, espermina, alfa-2 globulina e ceruloplasmina parecem ser factores de crescimento essenciais para *P. gingivalis, T. forsythia (formalmente B. forsythus), T. denticola e P. intermedia*[7] As bactérias patogénicas, embora constantemente presentes, não são a única causa da periodontite e o mecanismo de defesa do hospedeiro desempenha um papel integral na patogénese das doenças periodontais. [26]

4. ASSOCIADO À GRAVIDEZ DOENÇA PERIODONTAL

Durante a gravidez, as alterações nos níveis hormonais promovem uma resposta inflamatória que aumenta o risco de desenvolver gengivite e periodontite. Devido à variação dos níveis hormonais, sem quaisquer alterações nos níveis de placa bacteriana, 50%-70% de todas as mulheres irão desenvolver gengivite durante a gravidez, normalmente designada por gengivite da gravidez. Este tipo de gengivite é normalmente observado entre o segundo e o oitavo mês de gravidez.

O aumento dos níveis das hormonas progesterona e estrogénio pode ter um efeito nos pequenos vasos sanguíneos da gengiva, tornando-a mais permeável. Isto aumenta a suscetibilidade da mãe a infecções orais, permitindo a proliferação de bactérias patogénicas e contribuindo para a inflamação da gengiva. As mulheres observam frequentemente estas alterações durante outros períodos da sua vida em que as hormonas estão a flutuar, como a puberdade, a menstruação, a gravidez e novamente na menopausa. Durante a gravidez, verificou-se que a proporção de bactérias anaeróbias para aeróbias e as proporções de *Bacteroides melaninogenicus, Prevotella intermedia (Bacteroides intermedius) e Porphyromonas gingivalis (Bacteroides gingivalis)* aumentam. Verificou-se que as mulheres grávidas apresentavam um nível de espécies de *Bacteroides* 55 vezes superior ao das mulheres não grávidas.[41]

A infeção materna por agentes patogénicos periodontais tem um efeito deletério no crescimento e viabilidade fetal. De acordo com Offenbacher et al., 2006, pode ser proposto um modelo hipotético da associação entre a inflamação periodontal materna e o desenvolvimento fetal. As bactérias periodontais e os seus factores de virulência, encontrados nas bolsas periodontais, induzem uma resposta imunitária local do hospedeiro periodontal que inclui principalmente a produção de citocinas inflamatórias como a IL-1, PGE2, TNF-α e anticorpos contra as bactérias. Se esta resposta imunitária e os neutrófilos não forem capazes de manter a infeção localizada (como a baixa resposta materna de IgG às bactérias), então as bactérias e/ou os seus factores de virulência e as citocinas inflamatórias podem ganhar acesso sistémico através da circulação sanguínea. Isto seria evidenciado clinicamente por sinais de sangramento à sondagem e aumento da bolsa durante a gravidez. A presença das bactérias na circulação sanguínea desencadeará no hospedeiro uma segunda ronda de resposta inflamatória, desta vez sistémica, principalmente através da produção de mais citocinas inflamatórias e de reagentes de fase aguda, como a proteína C-reactiva do fígado.

Eventualmente, as bactérias e/ou os seus factores de virulência e citocinas inflamatórias parecem atingir a placenta, uma vez que cerca de 40% de todas as gravidezes estão associadas a alguma resposta de anticorpos IgM fetais a organismos de origem oral materna. Isto criará outro local de desafio bacteriano e possivelmente de infeção placentária, levando a uma nova resposta inflamatória, localizada desta vez na interface feto-placentária, com a produção de mais citocinas inflamatórias. Tal como nos tecidos periodontais, estas citocinas, embora produzidas com o intuito de combater a infeção, podem também causar destruição tecidular. Uma vez que a integridade estrutural da placenta é vital para a troca normal de nutrientes entre a mãe e o feto, este dano no tecido placentário pode contribuir para um crescimento fetal deficiente, o que pode levar a um baixo peso à nascença (LBW). Além disso, os danos estruturais na placenta podem perturbar o fluxo sanguíneo normal entre a mãe e o feto, afectando a pressão sanguínea materna e conduzindo à pré-eclâmpsia. O aumento da produção de citocinas inflamatórias, como a IL-1β e a PGE2, também pode contribuir para a rutura prematura das membranas e para a contração uterina, conduzindo a um aborto espontâneo ou a um parto prematuro.[19]

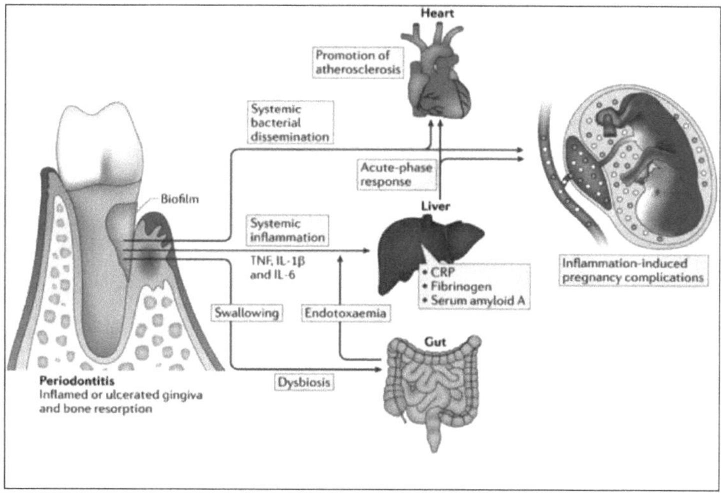

Fig 4a: Inter-relação entre periodontite e gravidez

Finalmente, as bactérias periodontais e/ou os seus factores de virulência e citocinas inflamatórias podem atravessar a placenta e entrar na circulação fetal. Aí, podem desencadear uma nova resposta imunitária feto-hospedeiro, como evidenciado pelos níveis elevados observados de IgM fetal para os agentes patogénicos periodontais. Se o feto não conseguir controlar a infeção, as bactérias e/ou os seus factores de virulência podem ganhar acesso a vários tecidos e iniciar respostas inflamatórias locais e, consequentemente, danos estruturais nos tecidos e sistemas de órgãos do feto. Dependendo da extensão destes danos, o recém-nascido pode ou não sobreviver ao período perinatal. No entanto, os sobreviventes podem possuir deficiências que podem comprometer a sua qualidade de vida, mesmo ao longo da idade adulta.[19]

A Classificação Estatística Internacional de Doenças e Problemas Relacionados com a Saúde, da Organização Mundial de Saúde, atribuiu terminologias para assegurar a coerência com definições universalmente aceites (OMS, 2005). A lista de termos e respectivas definições é a seguinte:

1. **Nascimento:** Expulsão ou extração completa de fetos X500 g ou X25 cm (se o peso ou o comprimento não estiverem disponíveis, 22 semanas de gestação são consideradas iguais a 500 g) (OMS, 2005).

2. **Nascimento vivo**: Expulsão ou extração completa da mãe de um produto da conceção, independentemente da duração da gravidez, que, após essa separação, respira ou mostra qualquer outra evidência de vida, como batimentos cardíacos, pulsação do cordão umbilical ou movimento definido dos músculos voluntários, quer o cordão umbilical tenha ou não sido cortado ou a placenta esteja ligada; cada produto de tal nascimento é considerado nascido vivo (OMS, 2005).

3. **Nascimento sem vida**: Expulsão ou extração completa da mãe de um produto da conceção, com pelo menos 22 semanas de gestação ou 500 g, que, após a separação, não apresentava quaisquer sinais de vida (OMS, 2005).

4. **Morte fetal**: Morte antes da expulsão ou extração completa de um produto da conceção da sua mãe, independentemente da duração da gravidez; a morte é indicada pelo facto de, após essa separação, o feto não respirar ou mostrar qualquer outra evidência de vida, como batimentos cardíacos, pulsação do cordão umbilical ou movimento definido dos músculos voluntários (OMS, 2005).

5. **Peso à nascença**: Primeiro peso do bebé obtido após o nascimento (OMS, 2005).

6. Duração da gestação: Tempo decorrido desde o primeiro dia do último período menstrual normal (DUM) (OMS, 2005).

7. Idade gestacional: A idade gestacional é expressa em dias completos ou semanas completas após o primeiro dia da DUM (OMS, 2005).

5. DOENÇA PERIODONTAL E RESULTADOS DA GRAVIDEZ ADVfeRSE

No início da década de 1990, Collins e colegas colocaram a hipótese de que a infeção oral, tal como a periodontite, poderia atuar como uma fonte de bactérias e mediadores inflamatórios que poderiam disseminar-se sistemicamente para a unidade placentária fetal-8S, através da circulação sanguínea, induzindo complicações na gravidez. Determinar se a doença periodontal está associada a complicações na gravidez deriva do facto de que, apesar dos avanços nos cuidados pré-natais e do aumento da consciencialização pública, as APOs ainda representam um grande problema de saúde pública em todo o mundo.[19]

Há cada vez mais provas que sugerem uma associação entre a doença periodontal e os APOs, com a periodontite grave a reduzir os níveis de hemoglobina, o que, por sua vez, tem um efeito adverso na gravidez e no desenvolvimento fetal. [42]

A literatura é controversa no que respeita ao papel da periodontite e à sua influência nos APOs. O reconhecimento e a compreensão da importância da saúde oral para a saúde sistémica levou a uma investigação significativa sobre o papel da saúde oral materna e os resultados da gravidez. A manipulação mecânica oral (por exemplo, a escovagem dos dentes, os procedimentos dentários e até a mastigação de rotina) pode causar bacteriemia e as infecções periodontais crónicas podem produzir respostas locais e sistémicas do hospedeiro que conduzem a bacteriemia transitória.[4]3 As endotoxinas de lipopolissacáridos (LPS) e outras substâncias bacterianas podem aceder ao tecido gengival, iniciar e perpetuar reacções inflamatórias locais e, consequentemente, produzir níveis elevados de citocinas pró-inflamatórias. Estas activações de respostas celulares inflamatórias maternas e cascatas de citocinas desempenham papéis importantes nos processos fisiopatológicos do trabalho de parto pré-termo, baixo peso à nascença e pré-eclampsia. [2,10]

Vários estudos referem associações de resultados adversos na gravidez com níveis mais elevados de PGE2 e IL-1b no fluido crevicular gengival e concentrações elevadas de PGE2, IL-1b e IL-8 no líquido amniótico.[10] Apesar de uma tendência para níveis médios mais elevados de IL-1b no fluido crevicular gengival, Noack et al., 2005[44] não encontraram um risco acrescido de parto pré-termo e/ou baixo peso à nascença associado à periodontite e os resultados variáveis podem dever-se aos efeitos de factores de risco ambientais ou genéticos específicos, que resultam em reacções maternas variáveis. A este respeito, foi relatado que uma maior proporção de mulheres que tiveram um parto pré-termo eram portadoras do gene polimórfico TNFa_308. É importante notar que a combinação de doença periodontal e esta variante alélica não aumentou o risco de parto pré-termo. Além disso, não parecia haver qualquer interação entre o transporte de variantes alélicas do gene IL-1b13953 e TNF-a_308 e a doença periodontal com o parto pré-termo, como tem sido relatado. [45] É possível que a IL-6 produzida nos tecidos periodontais inflamados possa afetar as membranas fetais e causar contracções uterinas pré-termo e também há provas de que os níveis de IL-6 no fluido crevicular gengival são mais elevados na gengivite e na periodontite em comparação com controlos saudáveis.[46]

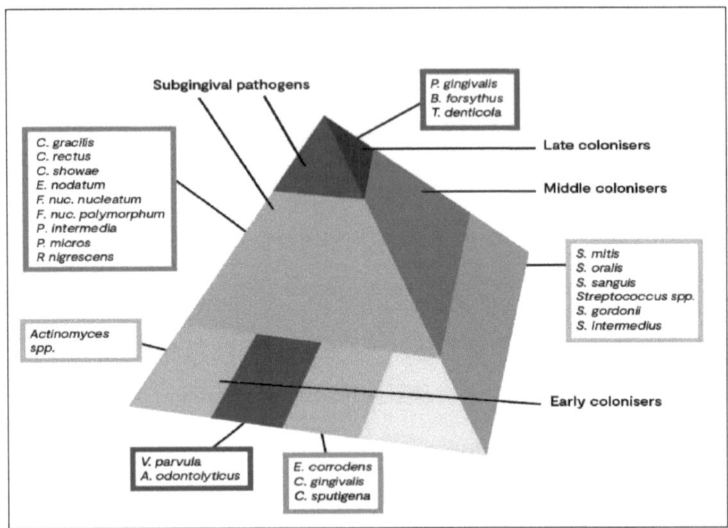

Fig. 5a: Tipos de colonizadores na periodontite e na gravidez

Para além de potenciarem a inflamação gengival, as hormonas sexuais femininas, em especial a progesterona, desempenham um papel importante na regulação de vários processos vitais durante a gestação, como a implantação do embrião, a manutenção da gravidezes, as respostas imunitárias gestacionais, a indução do parto e a maturação cervical. Destas, as respostas imunitárias maternas são fundamentais não só para proteger a mãe e o feto de agentes patogénicos externos, mas também para permitir que a mulher grávida tolere o próprio feto, uma vez que este transporta ADN externo obtido do pai e, por conseguinte, actua como um aloenxerto. Por conseguinte, para que a gestação prossiga sem aborto fetal, ocorre uma mudança da resposta imunitária das células T helper (Th)1 e Th17 para uma resposta imunitária das células Th2 e T reguladoras, tanto no sangue periférico como na interface feto-materna. É óbvio que quaisquer mecanismos desencadeadores que possam perturbar estes processos fisiologicamente complexos podem contribuir para resultados adversos na gravidez, incluindo principalmente a pré-eclampsia (ou seja, hipertensão materna com proteinúria ou edema pulmonar, oligúria ou convulsões após a 20ª semana de gravidez), infecções intra-uterinas (causadas por microrganismos originários de fontes genitais ou não genitais), parto pré-termo (ou seja, qualquer nascimento vivo antes da 37.ª semana de gestação), baixo peso à nascença (ou seja, menos de 2500 g do recém-nascido), aborto espontâneo (ou seja, perda fetal antes da 20.ª semana de gravidez) e/ou nado-morto (o bebé nasce sem sinais de vida). Destes, a pré-eclâmpsia e o nascimento pré-termo estão entre as principais causas de morbilidade e mortalidade materna e perinatal.

Com base na literatura médica, os resultados adversos da gravidez parecem ter uma etiopatogénese multifatorial, na qual os factores ambientais, nutricionais e de estilo de vida, os factores socioeconómicos, as condições biológicas, a genética e os factores relacionados com o feto desempenham um papel . Além disso, os resultados adversos da gravidez estão associados a mediadores inflamatórios locais e sistémicos elevados, bem como a infecções na unidade feto-placentária. Por exemplo, em mulheres com pré-eclampsia, um desequilíbrio entre factores angiogénicos e antiangiogénicos parece atuar como um mecanismo patogénico central. Além disso, foi observada uma alteração aberrante nos perfis de citocinas, com uma diminuição da atividade reguladora Th2 e T em relação à Th1 e Th17, no sangue periférico, na placenta e no cordão umbilical de mulheres pré-eclâmpticas. Os microrganismos, originários de fontes genitais ou não genitais, também podem invadir o ambiente intrauterino e causar infeção em vários locais da unidade feto-placentária, como o espaço coriodecidual, a membrana corioamniótica, o líquido amniótico, a placenta, o cordão umbilical e o feto.

A infeção e/ou a reação inflamatória descontrolada no interior do útero podem contribuir para o aborto espontâneo ou para o nascimento pré-termo através de rupturas precoces da membrana e da contração uterina.19 A rutura da membrana, por sua vez, é uma consequência de uma degradação aberrante da matriz extracelular induzida por metaloproteinases da matriz em resposta a um influxo elevado de citocinas pró-inflamatórias, como o fator de necrose tumoral-α e a interleucina-1β.

A evidência atual relativa à origem dos resultados adversos da gravidez baseia-se não só na via de infeção ascendente a partir da área vaginal e/ou cervical, mas também no modelo de infeção focal, no qual três vias postuladas (ou seja, infeção metastática, lesão e inflamação) podem ligar a periodontite a resultados adversos da gravidez. Por conseguinte, os agentes patogénicos periodontais e os seus subprodutos, juntamente com mediadores inflamatórios, podem ser distribuídos através da transmissão hematogénica entre as fontes não genitais e a unidade feto-placentária.

Porque é que a terapia periodontal durante a gravidez não parece afetar os resultados adversos da gravidez?

Estudos de revisão resumiram algumas das principais razões pelas quais a cirurgia periodontal não-cirúrgica durante o segundo trimestre de gestação pode não ter um efeito sobre os APOs. Especificamente, embora os estudos epidemiológicos e mecanicistas apoiem uma associação entre a DP e a OPA, estas duas condições podem não estar causalmente ligadas. Assim, qualquer intervenção para minimizar a infeção e a inflamação periodontal teria pouco ou nenhum efeito nos resultados da gravidez. No entanto, ao mesmo tempo, devemos ter em mente que a falta de efeito de uma intervenção não se traduz em prova de não causalidade. Em vez disso, o que mostra é que uma intervenção específica num momento específico não foi capaz de modificar o resultado.

Um fator crucial pode ser o momento da intervenção. A intervenção periodontal durante o segundo trimestre pode ter sido demasiado tardia para ter sido capaz de prevenir ou reverter qualquer APO. Na altura do tratamento, as bactérias periodontais podem já ter atingido a unidade feto-placentária e podem ter contribuído para o início dos processos que conduzem às OPAs. Portanto, é possível que a terapia periodontal durante o período pré-concecional possa ser mais significativa e benéfica para o resultado da gravidez.

Uma terceira razão pela qual o tratamento periodontal durante a gravidez não parece afetar as APOs é que, em alguns dos estudos existentes, a terapia periodontal não foi eficaz na melhoria dos parâmetros clínicos periodontais até ao padrão de cuidados aceite. Assim, uma intervenção mal sucedida poderia explicar a falta de redução das taxas de APOs. De facto, nos estudos em que o tratamento periodontal foi bem sucedido no controlo da inflamação gengival, foi observado um efeito positivo nas APOs. Por conseguinte, podem ser necessários objectivos de tratamento mais rigorosos para ter um efeito na gravidez

resultados

Além disso, a DP e as APOs partilham factores de risco comuns - como o tabagismo, o baixo estatuto socioeconómico, a diabetes, a obesidade, etc. - que não são eliminados pelo tratamento periodontal. Estes factores de risco podem ser mais importantes para o desenvolvimento de APOs e, por isso, é possível que o controlo da DP por si só não tenha um grande impacto nos resultados da gravidez. Finalmente, em muitos RCTs, as mulheres inscritas tinham muito pouca doença inicial. Assim, nestas pacientes, o risco de exposição da unidade feto-placentária aos desafios periodontais pode ter sido insignificante, mesmo antes da intervenção periodontal.

6. EVIDÊNCIAS

EVIDÊNCIAS QUE FAVORECEM UMA ASSOCIAÇÃO ENTRE A DOENÇA PERIODONTAL E O NASCIMENTO PRÉ-TERMO

As primeiras evidências mostraram que as mulheres que davam à luz bebés prematuros de baixo peso tinham quase 8 vezes mais probabilidades de ter doença periodontal examinaram a prevalência de várias bactérias periodontais juntamente com a resposta de anticorpos maternos e fetais contra estes organismos e tentaram correlacionar os resultados com os resultados da gravidez em 400 mulheres grávidas. Concluíram que havia uma taxa mais elevada de partos pré-termo entre as mães sem uma resposta protetora de imunoglobulina (IgG) contra as bactérias do grupo "vermelho".[38] Além disso, a resposta fetal de IgM contra os agentes patogénicos periodontais do grupo "laranja" era mais forte nos recém-nascidos pré-termo do que nos recém-nascidos de termo (19,9% versus 6,9%). Especificamente, a prevalência de IgM fetal positiva para *C. rectus* foi significativamente mais elevada nos bebés pré-termo, o que levanta a possibilidade de este agente patogénico oral materno poder servir como agente infecioso primário causador da prematuridade. Subsequentemente, foi estabelecido que, de entre os fetos com uma resposta IgM robusta a agentes patogénicos periodontais, o risco de PTB é maior entre aqueles que também demonstram uma resposta inflamatória, tal como indicado pelo aumento dos níveis séricos do cordão umbilical de proteína C-reactiva, IL-1β, IL-6, TNF-α, PGE2 e 8-isoprostano.[35,38]

Lin et al., (2007) examinaram a associação entre doenças periodontais e PTB e exploraram as respostas microbianas e de anticorpos subjacentes associadas à infeção oral. Os autores verificaram que, antes do parto, os níveis de agentes patogénicos periodontais tendiam a ser mais elevados nos partos pré-termo (grupo de casos) em comparação com os partos a termo (grupo de controlo), com IgG materna anti-P *gingivalis* significativamente mais baixa no grupo pré-termo em comparação com o grupo a termo. No pós-parto, os níveis de *P. gingivalis, T. forsythia, P. intermedia* e *P. nigrescens* foram estatisticamente mais elevados nos partos pré-termo em comparação com os partos de termo, quando ajustados para os níveis de base, demonstrando uma maior sinergia entre os grupos microbianos vermelho e laranja no grupo pré-termo em comparação com o grupo de termo. Este estudo confirmou que os níveis elevados de agentes patogénicos periodontais e a baixa resposta materna de anticorpos IgG às bactérias periodontais durante a gravidez estão associados a um risco acrescido de parto pré-termo.[47] Outros factores significativamente associados ao PTB incluem uma história de PTB anterior e um baixo peso à nascença, frequência de visitas pré-natais, contração uterina pré-termo, hemorragia anteparto, placenta prévia e rutura prematura de membranas pré-termo. Após o controlo de outros factores de risco, Chan et al. (2010) também associaram o PTB a placas BANA-positivas no 3º trimestre.[48]

Noutro estudo de caso-controlo, as mulheres que deram à luz um bebé de termo com peso <2500 gramas foram comparadas com mulheres que deram à luz bebés de termo com peso >2500 gramas. Todas as mulheres receberam uma avaliação periodontal após o parto, e determinou-se que uma saúde periodontal deficiente era um fator de risco independente para o parto de um bebé com baixo peso à nascença.[37] A mesma conclusão foi retirada de um estudo caso-controlo recente sobre a relação entre a doença periodontal materna e bebés com baixo peso à nascença, em que se utilizou a hemorragia à sondagem, a presença de cálculo supra-gengival e as pontuações CPITN para a avaliação periodontal.[49]

Dois estudos de coorte prospectivos[19,36] descobriram que a periodontite moderada a grave identificada no início da gravidez pode estar associada a um risco acrescido de parto pré-termo espontâneo, independentemente de outros factores de risco tradicionais. No primeiro estudo, investigadores da Universidade do Alabama efectuaram uma avaliação prospetiva de mais de 1300 mulheres grávidas. Foram recolhidos dados médicos, comportamentais e periodontais completos entre as 21 e as 24 semanas de gestação. A infeção periodontal generalizada foi definida como 90 ou mais sítios dentários com perda de inserção do ligamento periodontal de ≥3 mm. O risco de PTB estava aumentado entre as mulheres com infeção periodontal generalizada; este risco estava inversamente relacionado com a idade gestacional. Após o ajuste para a idade materna, raça, consumo de tabaco e paridade, esta relação manteve-se.[36] Offenbacher et al., (2006) efectuaram um estudo prospetivo dos resultados obstétricos de mais de 1000 mulheres que receberam um exame periodontal anteparto e pós-parto. A infeção periodontal moderada a grave foi definida como 15 ou mais locais de dentes com bolsas de profundidade ≥4 mm. A incidência do aumento da bolsa periodontal, definida como progressão clínica da doença, foi determinada pela comparação das medições de sondagem específicas do local entre os exames anteparto e pós-parto. A progressão da doença foi considerada presente se 4 ou mais locais dentários tivessem um aumento nas profundidades das bolsas em ≥2 mm, sendo a profundidade de sondagem pós-parto ≥4 mm. Em comparação com as mulheres com saúde periodontal, o risco relativo de PTB espontâneo < 37 semanas de gestação foi significativamente elevado para as mulheres com infeção periodontal moderada-grave, ajustando para a idade materna, raça, paridade, parto pré-termo anterior, consumo de tabaco, marcadores de estatuto socioeconómico e presença de corioamnionite. Também neste caso, a progressão da doença periodontal foi considerada um fator de risco independente para o parto < 32 semanas de gestação. [19] Santos-Pereira et al., (2007) estudaram 124 mulheres com idades compreendidas entre os 15 e os 40 anos para determinar se a periodontite crónica aumentava o risco de parto pré-termo (PTL). Neste estudo transversal, as mulheres que foram admitidas por trabalho de parto pré-termo, com tocolise intravenosa, foram incluídas no grupo PTL. O grupo de controlo consistiu em gravidezes de termo que foram admitidas após a mãe PTL. Os exames periodontais foram efectuados nas 36-48 horas após o parto e antes da alta. A periodontite crónica foi descrita como um local com perda de inserção clínica (PIC) > 1 mm com sangramento gengival. A gravidade da periodontite foi classificada como precoce (NIC <3 mm), moderada (NIC > 3 mm e < 5 mm) e grave (NIC > 5 mm). A extensão da periodontite foi localizada, CAL < 30%, ou generalizada CAL > 30%. Eles, e outros, confirmaram que a periodontite crónica aumentava o risco de parto pré-termo e de um bebé com baixo peso à nascença.[50]

A periodontite auto-referida foi considerada um fator de risco independente para maus resultados na gravidez numa coorte de mulheres que preencheram um questionário auto-referido durante o segundo trimestre de gravidez para avaliar os seus antecedentes demográficos, médicos e reprodutivos, o tabagismo, o peso antes da gravidez e a atividade física na primeira consulta pré-natal. Não se verificou um aumento significativo do risco de ter um PTB ou um bebé pequeno para a idade gestacional quando se ajustou o tabagismo, a raça/etnia, o estatuto socioeconómico, o IMC, a história de parto prematuro, a presença de infeção geniturinária, o ganho de peso semanal e a história de exames dentários nestas mães, mas verificou-se um aumento significativo do risco para aquelas que relataram ter periodontite e maus resultados na gravidez. No entanto, deve ter-se cuidado ao interpretar estes resultados devido à dimensão da amostra e à medição indireta (auto-relatada) da periodontite.[51]

Outra coorte prospetiva envolveu mais de 1200 mulheres para avaliar a associação entre periodontite e PTB e/ou baixo peso à nascença. Todas as mulheres tinham idades compreendidas entre os 18 e os 40 anos e foram registadas entre as 20 e as 24 semanas de gestação. Foram recolhidos dados demográficos, estatuto socioeconómico e história médica e obstétrica e foram realizados exames periodontais de boca inteira (PD, CAL e BOP) por um único examinador calibrado e registados em seis locais por dente. A doença periodontal foi definida como quatro ou mais dentes com um ou mais locais com PD > 4mm e CAL > 3mm no mesmo local. Após o ajuste para variáveis de confusão, foi encontrada uma associação significativa entre PTB e periodontite. No entanto, não foi encontrada uma associação significativa entre o baixo peso ao nascer e a periodontite.[52] Um estudo de caso-controlo de mães grávidas ou no pós-parto, em que os casos (mães que deram à luz, atual ou previamente, bebés com BPN) apresentavam uma doença periodontal significativamente pior do que os controlos (mães que deram à luz a termo), o estudo, depois de controlar outros factores de risco, concluiu que a doença periodontal é um fator de risco estatisticamente significativo para o BPN.[26] Do mesmo modo, noutro estudo de caso-controlo, Dasanayake et al., (1998) estudaram 55 pares de mulheres e, utilizando regressão logística, demonstraram que as mães com gengiva saudável apresentavam um risco menor de ter bebés com BPN. [53]

Com base na análise de 12 estudos identificados que cumpriram os seus critérios de inclusão e exclusão (seis de caso-controlo, três transversais e longitudinais e três de intervenção), Scannapieco et al. (2003), embora reconheçam uma associação entre a doença periodontal e os APOs, referem que não encontraram provas claras de que a doença periodontal tenha um papel causal. Outra análise que se centrou no baixo peso à nascença pré-termo, baixo peso à nascença, nascimento pré-termo, peso à nascença por idade gestacional, aborto espontâneo ou perda de gravidez e pré-eclampsia, encontrou uma associação entre a doença periodontal e o aumento do risco de resultados adversos na gravidez.[54]

PROVAS CONTRA UMA ASSOCIAÇÃO ENTRE A DOENÇA PERIODONTAL E O NASCIMENTO PRÉ-TERMO

Embora existam dados que sugerem uma relação entre a infeção periodontal materna e o nascimento pré-termo, vários estudos não conseguiram demonstrar essa associação.[55-57] Num dos maiores estudos até à data, Moore et al., (2004) examinaram a relação entre múltiplos parâmetros periodontais, incluindo profundidades médias de sondagem, % de locais de dentes com profundidades de sondagem ≥4 mm, % de locais com hemorragia à sondagem e % de locais com perda de inserção clínica ≥2 ou ≥3 mm. Não foram encontradas diferenças nos parâmetros periodontais entre mulheres com PTB e sem PTB. No entanto, tem sido demonstrada uma associação positiva entre a infeção periodontal materna e o aborto espontâneo entre as 12 e as 24 semanas.[45]

Uma revisão sistemática efectuada por Vettore et al., (2006)[58] identificou 36 estudos que satisfaziam os seus critérios de inclusão, 26 dos quais relatavam associações entre a doença periodontal e os APOs. Observaram diferenças claras entre os estudos relativamente à medição da doença periodontal e dos APOs. Além disso, referiram que a maioria dos estudos não controlava os factores de confusão, levantando assim sérias dúvidas sobre as conclusões que podem ser retiradas dos mesmos. Por essa razão, foi proposto que o máximo que pode ser derivado destes estudos é a evidência conflituosa para apoiar uma relação entre a doença periodontal e o nascimento pré-termo.

Num estudo de caso-controlo, Budeneli e colegas não encontraram diferenças na infeção periodontal entre as mulheres que tiveram um parto pré-termo e as que tiveram um parto a termo. No entanto, as mulheres tinham um risco significativamente maior de PTB se fosse encontrado *P. Gingivalis* ou *C. rectus* na sua placa subgengival.[59] Num estudo de caso-controlo mais recente, Vettore et al., (2008) recrutaram 542 mulheres pós-parto com mais de 30 anos e procuraram explorar a relação entre a doença periodontal e o baixo peso à nascença pré-termo. Os casos foram divididos em 3 grupos: baixo peso à nascença (n = 96), pré-termo (n = 110) e pré-termo e baixo peso à nascença (n = 63). Os casos foram comparados com controlos que não eram pré-termo e não tinham baixo peso à nascença (n = 393). As medições periodontais foram recolhidas e posteriormente estratificadas em 15 definições de doença periodontal para análise. Outras covariáveis foram também registadas e utilizadas para análise. Os resultados deste estudo indicaram que os níveis de doença periodontal eram mais elevados nos indivíduos de controlo do que nos casos, e que a extensão da doença periodontal não aumentava o risco de nascimento pré-termo de baixo peso. Mostraram também que, no grupo de recém-nascidos pré-termo de baixo peso, a profundidade média da bolsa e a frequência de locais com NIC > 3 mm eram menores do que no grupo de controlo. Concluiu-se que a doença periodontal era menos grave em mulheres com bebés prematuros de baixo peso à nascença.[60] Xiong et al., 2006 realizaram uma revisão sistemática e meta-análise de 44 estudos (26 casos-controlo, 13 coortes e 5 ensaios controlados) para examinar a relação entre a doença periodontal materna e os resultados adversos da gravidez. A meta-análise mostrou que o tratamento materno da doença periodontal reduziu a taxa de bebés prematuros e de baixo peso à nascença como um grupo, mas não a taxa de bebés prematuros ou de baixo peso à nascença individualmente.[61]

Num estudo mais recente, Srinivas et al. (2009) compararam o risco de APOs (parto prematuro, pré-eclâmpsia, restrição do crescimento fetal ou morte perinatal) em mulheres com e sem doença periodontal num estudo de coorte prospetivo multicêntrico e não conseguiram demonstrar uma associação.[62] Um estudo de mulheres no pós-parto em Itália produziu resultados semelhantes.[63]

Um estudo de caso-controlo sobre a relação entre o estado de saúde oral (doença periodontal e exposição pulpar cariosa (CPE) e partos de bebés prematuros com baixo peso à nascença (PTLBW) entre mães tanzanianas-africanas não encontrou provas que apoiem a afirmação de que a doença periodontal ou a exposição pulpar cariosa são factores de risco significativos para partos de bebés prematuros com baixo peso à nascença entre mães tanzanianas-africanas. No entanto, encontraram a idade jovem, a hipertensão e o facto de serem solteiras como factores de risco significativos e sugeriram a necessidade de investigação que não seja apenas de natureza prospetiva, mas também conduzida em maior escala, incorporando tanto os agentes patogénicos periodontais como os mediadores da inflamação.[64]

Farrell et al., (2006) não encontraram qualquer associação entre uma pior saúde periodontal e o nascimento pré-termo ou o baixo peso à nascença num estudo de coorte de 1793 mulheres que não relataram qualquer história de tabagismo. No entanto, relataram uma associação entre uma maior profundidade média de sondagem e aborto tardio.[65]

DADOS DE REVISÕES SISTEMÁTICAS E META-ANÁLISES

As revisões sistemáticas e as meta-análises têm sido sugeridas como formas de fornecer aos clínicos a mais elevada evidência disponível para orientar a prática clínica. Utilizam várias estratégias para controlar - tanto quanto possível - o enviesamento e o erro aleatório, e fornecem uma análise estatística dos resultados primários dos estudos incluídos. Foram publicadas várias revisões sistemáticas e meta-análises que efectuaram a avaliação do risco de enviesamento dos ensaios clínicos aleatórios individuais.

Polyzos et al. (2010) realizaram uma meta-análise de 11 ensaios, avaliando 6.558 mulheres grávidas, utilizando a ferramenta da Colaboração Cochrane para avaliar o risco de viés. Realizaram meta-análises para PTB, LBW e mortalidade perinatal (PNM) em subgrupos de estudos de baixa ou alta qualidade. Em geral, o tratamento periodontal não teve efeito significativo no PTB [OR 0,93 (0,79-1,10), p=039], LBW [OR 0,85 (0,70-1,04), p=0,11] e PNM [OR 0,84 (0,58-1,22), p=0,37]. Em estudos de alta qualidade, o tratamento periodontal não teve efeito significativo no resultado da gravidez. Assim, os autores concluíram que o SRP não pode ser considerado uma forma eficiente de reduzir a incidência de parto pré-termo.[84]

Uppal et al. (2010) realizaram uma meta-análise de 10 ensaios, avaliando 6.142 mulheres grávidas, utilizando a ferramenta da Colaboração Cochrane para avaliar o risco de viés. Realizaram meta-análises para PTB e LBW em subgrupos de estudos com risco de viés baixo, alto e incerto. Outros subgrupos incluíram a presença de PTB prévio, o nível educacional, a gravidade da doença e a idade gestacional no início do tratamento. No geral, o tratamento periodontal não teve efeito significativo no BPN [OR 0,72 (0,44-1,17), <0,001], mas reduziu o risco de PTB [OR 0,59 (0,40-0,88), <0,001]. No entanto, em estudos de baixo risco de viés este efeito não foi significativo. Portanto, os autores concluíram que o tratamento periodontal durante a gravidez não reduz os riscos de as mulheres grávidas sofrerem PTB e LBW.[85]

Fogacci et al. (2011) realizaram uma meta-análise de 10 ensaios, utilizando a declaração Consolidated Standards of Reporting Trials para avaliar o risco de viés. Realizaram meta-análises para o PTB e o LBW em subgrupos que definiram a doença periodontal com PPD e CAL, ou que foram controlados para a multiparidade, PTB anterior, infecções GI anteriores, ou combinações das anteriores. Em todas as meta-análises, o efeito do tratamento periodontal no PTB e no BPN não foi estatisticamente significativo. Portanto, os autores concluíram que a terapia periodontal não reduz os índices de PTB e BPN.[8]6

George et al. (2011) realizaram uma meta-análise de 10 ensaios, avaliando 5645 mulheres grávidas, utilizando a ferramenta Joanna Briggs Quality Assessment para estudos experimentais para avaliar o risco de viés. Realizaram meta-análises para PTB, LBW e PNM. Para o PTB, foi efectuada uma análise de subgrupo para PTB ou BPN anteriores, para o nível de escolaridade e para a gravidade da DP. Para o BPN, foi efectuada uma análise de subgrupo para o nível de escolaridade e, para o PNM, foi efectuada uma análise de subgrupo apenas com os estudos de grandes amostras. A meta-análise revelou que o tratamento periodontal reduziu significativamente as taxas de PTB [OR 0,65 (0,45-0,93), p=0,02] e LBW [OR 0,53 (0,31-0,92), p=0,02], enquanto que não foram encontradas diferenças significativas para PNM. A análise de subgrupo mostrou um efeito significativo do tratamento periodontal em mulheres grávidas com baixas taxas de PTB/LBW prévio [OR 0,35 (0,17-0,70), p=0,003] e DP menos grave [OR 0,49 (0,28-0,87), p=0,01], conforme definido pelo PPD. Assim, os autores concluíram que a terapia periodontal durante a gravidez pode reduzir a incidência de PTB e LBW.[87]

Chambrone et al. (2011) realizaram uma meta-análise de 11 estudos, avaliando 6.142 gestantes utilizando a ferramenta da Colaboração Cochrane para avaliar o risco de viés. Realizaram meta-análise para PTB com <37 semanas, com <35 semanas ou com <32 semanas em subgrupos baseados nos critérios utilizados para definição de DP e para PTB e BPN em estudos com baixo risco de viés. Em todas as meta-análises, o efeito do tratamento periodontal no PTB e no BPN não foi estatisticamente significativo. Portanto, os autores concluíram que a terapia periodontal não diminui o risco de PTB e BPN.[88]

Kim et al. (2012) realizaram uma meta-análise de 11 estudos usando a ferramenta da Colaboração Cochrane para avaliar o risco de viés. Efectuaram uma meta-análise para o PTB com <37 semanas ou <35 semanas, para o BPN e para o peso à nascença em subgrupos com base no risco (elevado ou moderado) de PTB. As estimativas combinadas não mostraram diferenças nos resultados da gravidez de mulheres tratadas e não tratadas. No entanto, houve uma redução significativa de PTB [RR 0,66 (0,54-0,80), p<0,0001] e LBW [RR 0,48 (0,30-0,78), p=0,003] em mulheres que estavam em alto risco de PTB. Portanto, os autores concluíram que a terapia periodontal reduz o risco de PTB e LBW em mulheres com alto risco para PTB.[89]

Schwendicke et al. (2015) publicaram uma revisão sistemática e meta-análise. Os autores realizaram uma meta-análise actualizada de 13 RCTs, avaliando 6.283 mulheres grávidas, utilizando a ferramenta da Colaboração Cochrane para avaliar o risco de viés. Realizaram meta-análises para PTB, LBW e PNM em subgrupos de baixo ou alto risco de viés e subgrupos de ocorrência moderada ou alta de APOs. No geral, o tratamento periodontal não teve efeito significativo no PTB [OR 0,79 (IC 95%: 0,57-1,10)] ou no BPN [OR 0,69 (IC 95%: 0,43-1,13)]. Estudos com baixo risco de viés não mostraram nenhum efeito significativo do tratamento periodontal nos resultados da gravidez. Para populações com ocorrência moderada (<20%) de PTB ou BPN, a terapia periodontal não foi eficaz para nenhum dos resultados. No entanto, para populações com elevada ocorrência (≥20%) de PTB e LBW, a terapia periodontal pareceu reduzir o risco de PTB [OR 0,42 (95% CI: 0,24-0,76)] e LBW [0,32 (95% CI: 0,15-0,67)], mas as análises sequenciais mostraram que não foi alcançada uma evidência sólida. O tratamento periodontal não afectou significativamente o PNM. Assim, os autores concluíram que fornecer tratamento periodontal a mulheres grávidas poderia potencialmente reduzir os riscos de resultados perinatais adversos, especialmente em mães de alto risco.[90]

Em relação ao efeito da terapia periodontal durante a gravidez sobre o PTB, apenas duas [85,87] das sete revisões demonstraram um efeito positivo na redução da incidência de PTB. No entanto, quando apenas os estudos de alta qualidade foram analisados, nenhum dos quatro estudos [84,85,88,90] mostrou um benefício da terapia periodontal na diminuição do risco de PTB. Curiosamente, três [87,89,90] das quatro [86,87,89,90] meta-análises em mulheres grávidas que estavam em alto risco de complicações adversas na gravidez mostraram que o tratamento periodontal reduziu o risco de PTB. Finalmente, nenhuma das revisões[86,88] que avaliaram o efeito do tratamento periodontal em mulheres com DP definida por medidas de PPD e/ou CAL mostrou um efeito significativo no PTB.

Relativamente ao efeito da terapia periodontal durante a gravidez no BPN, em geral, apenas uma [87] das cinco [84, 85, 87, 89, 90] revisões demonstrou um efeito positivo na redução da incidência de BPN. No entanto, mais uma vez, quando apenas os estudos de alta qualidade foram analisados, nenhum dos quatro estudos [84, 85, 88, 90] mostrou uma vantagem da terapia periodontal na redução do risco de BPN. Duas[89,90] das três[86,89,90] meta-análises em mulheres grávidas que estavam em alto risco de complicações adversas na gravidez mostraram que o tratamento periodontal reduziu o risco de BPN. Finalmente, nenhuma das revisões[86,88] que avaliaram o efeito do tratamento periodontal em mulheres com DP definida por medições de PPD e/ou CAL mostrou um efeito significativo no BPN.

Nenhuma das muito poucas meta-análises demonstrou globalmente um efeito significativo na PNM da terapia periodontal durante a gravidez. Resultados semelhantes foram obtidos na análise de subgrupos.[84,87,90] Portanto, a síntese dos dados das revisões sistemáticas e meta-análises acima mencionadas leva à conclusão de que é muito provável que a terapia periodontal não cirúrgica durante a gravidez não altere a incidência de PTB,

LBW e PNM. No entanto, um efeito positivo do tratamento periodontal na diminuição das taxas de PTB e LBW pode ocorrer em mulheres que estão em alto risco de APOs. Em todo o caso, estas conclusões devem ser aplicadas com precaução na prática quotidiana. Uma outra revisão sistemática aprofundada de meta-análises efectuada por López et al. (2015)[91] explicou por que razão estas meta-análises não podem ser facilmente comparadas e apresentou limitações na sua metodologia que podem pôr em causa a validade dos seus resultados. Especificamente, os autores utilizaram critérios diferentes para combinar os RCTs em subgrupos para as meta-análises. Mas mesmo quando, em algumas revisões, foram aplicados os mesmos critérios, verificou-se uma discrepância nos ensaios clínicos aleatórios analisados. Um exemplo deste caso é o subgrupo de ensaios clínicos aleatórios com base na qualidade do estudo. Estas revisões utilizaram três ferramentas diferentes para avaliar o risco de viés que separaram os estudos com critérios diferentes. Além disso, as revisões que utilizaram a mesma ferramenta de avaliação pareceram discordar na categorização dos mesmos ensaios clínicos aleatórios. Esta relativa subjetividade pode muito bem introduzir viés de seleção nestas meta-análises.

Além disso, as meta-análises tradicionais podem ser propensas a erros aleatórios, especialmente quando avaliam resultados de apenas alguns ensaios iniciais com qualidade limitada e um pequeno número de pacientes.[84] Embora a maioria das meta-análises tenha reconhecido as limitações metodológicas dos ECRs, essas falhas metodológicas não foram adequadamente consideradas nas meta-análises. Portanto, isso pode ameaçar sua validade interna.[91]

7. ESTUDOS

ESTUDOS QUE APOIAM A EFICÁCIA DA TERAPIA NA REDUÇÃO DOS RESULTADOS ADVERSOS DA GRAVIDEZ.

Num ensaio piloto de tratamento periodontal, Offenbacher et al. (2006) encontraram uma tendência para a redução do PTB entre as mulheres tratadas durante a gravidez, em comparação com as que adiaram a terapia até ao pós-parto. Noutro estudo, foi observada uma redução estatisticamente significativa do PTB quando se comparou o efeito da terapia mecânica não cirúrgica mais a utilização de uma escova de dentes eléctrica com a higiene oral isolada e a utilização de uma escova de dentes manual. Os autores concluíram que o tratamento era seguro, melhorava a saúde periodontal, prevenia a progressão da doença periodontal e resultava numa redução de 3,8 vezes no nascimento pré-termo (após o ajuste para o desequilíbrio da linha de base na doença periodontal).[19]

Estes estudos demonstraram que as mulheres que foram tratadas durante a gravidez tiveram uma melhoria significativa nas medidas de saúde oral e uma redução na carga de agentes patogénicos orais. As mulheres tratadas durante a gravidez mostraram uma melhoria nos marcadores clínicos de infeção periodontal, com redução da perda de inserção clínica e redução da hemorragia à sondagem dentária. Noutro estudo randomizado, com intenção de tratar, Tarannum e Faizuddin, descobriram que o tratamento periodontal não cirúrgico durante a gravidez reduziu o risco de nascimentos prematuros ($p<0,001$) e de baixo peso à nascença ($p<0,002$). Verificou-se uma correlação inversa entre as NIC e o peso à nascença no grupo de controlo, o que pode sugerir que NIC mais elevadas estavam associadas a pesos à nascença mais baixos. Também se registou uma correlação inversa entre a idade gestacional e as caraterísticas periodontais em ambos os grupos. Isto pode sugerir que idades gestacionais mais curtas estavam associadas a valores mais elevados entre os parâmetros periodontais.[66]

Vários ensaios clínicos anteriores também concluíram que o tratamento periodontal durante a gravidez pode reduzir as taxas de parto pré-termo ou o resultado composto de PTB e/ou baixo peso ao nascer.[36,46] Resultados semelhantes foram observados em estudos de intervenção randomizados, que consistiram na raspagem e planeamento radicular de todos os dentes com ou sem o uso de um enxaguatório bucal de clorexidina ou metronidazol.[20,31]

Lopez et al., (2005), inscreveram 870 mulheres chilenas grávidas com gengivite num ensaio aleatório de tratamento periodontal durante a gravidez versus tratamento tardio, e encontraram uma redução de quase 2 vezes nos partos pré-termo e/ou de baixo peso entre as mulheres tratadas durante a gravidez. As mulheres grávidas foram aleatoriamente designadas para receber tratamento periodontal antes das 28 semanas de gestação (n=580) ou após o parto (n=290). A terapia periodontal consistiu em instruções de controlo da placa bacteriana, destartarização supra e subgengival, bochechos com clorexidina a 0,12% uma vez por dia e instruções de higiene oral e relataram que as mulheres com gengivite que receberam terapia periodontal antes das 28 semanas de gestação tiveram uma incidência significativamente menor de partos pré-termo e/ou de baixo peso do que as mulheres que não receberam terapia periodontal.[67] Verificou-se que o tratamento periodontal contribuiu para a diminuição dos APOs após os efeitos do tratamento não cirúrgico da doença periodontal durante o segundo trimestre de gestação.[68]

ESTUDOS QUE NÃO MOSTRAM QUALQUER EFEITO DA TERAPIA NA REDUÇÃO DE EFEITOS ADVERSOS

RESULTADOS DA GRAVIDEZ

Os ensaios clínicos aleatórios (RCTs) sobre a administração de antibióticos para reduzir a taxa de parto pré-termo produziram resultados contraditórios e não há provas uniformes de que o uso de antibióticos reduz o risco de parto pré-termo.[69-71]

Uma meta-análise que incluiu treze ensaios e comparou 3.576 mulheres em grupos de intervenção com 3.412 mulheres que receberam cuidados habituais, não demonstrou qualquer redução significativa nos nascimentos pré-termo e nos baixos pesos à nascença. Concluiu-se que os cuidados periodontais primários durante a gravidez não podem ser considerados uma forma eficiente de reduzir a incidência de PTB.[72] Jeffcoat et al, relataram os resultados de um RCT de um único centro, com três braços, realizado nos Estados Unidos, embora tenha sido relatada uma "tendência", este estudo concluiu que não havia nenhum benefício estatisticamente significativo do antibiótico metronidazol adjunto à destartarização e alisamento radicular na redução de APOs.[36] De facto, consistente com outros ensaios de nascimentos pré-termo utilizando metronidazol; a utilização adjunta deste antibiótico à destartarização e alisamento radicular aumentou, na verdade, a taxa de nascimentos pré-termo em comparação com a destartarização e alisamento radicular mais placebo. Embora o tratamento periodontal tenha melhorado as medidas da doença periodontal, não alterou o risco de resultados adversos na gravidez, no entanto, o estudo indicou que o tratamento da periodontite em mulheres grávidas melhora a doença periodontal e é seguro.[73]

Inconsistências com estudos anteriores

Embora existam dados contraditórios relativamente à associação de doenças periodontais e resultados adversos na gravidez, as razões ainda não foram identificadas. No entanto, existem várias diferenças e preconceitos entre os dados publicados que merecem ser abordados. Embora as definições de nascimento pré-termo, nascimento muito pré-termo, baixo peso à nascença, pequeno para a idade gestacional e outros resultados obstétricos estejam bem definidas, ainda não se chegou a um consenso sobre a definição de periodontite na investigação periodontal. Um consenso sobre uma definição é essencial para otimizar a interpretação, comparação e validação de dados clínicos. Sem uma definição universalmente aceite, quaisquer definições anteriores podem revelar-se obsoletas à medida que se obtêm mais informações sobre a fisiopatologia das associações relatadas. Os marcadores clínicos da doença periodontal, tais como a recessão gengival, a perda de inserção clínica ou a hemorragia à sondagem periodontal, podem ser manifestações tardias da infeção local, de tal forma que a exposição bacteriana pode já ter ocorrido com os subsequentes efeitos deletérios a jusante.

O reconhecimento da variação nos critérios clínicos utilizados para definir a infeção periodontal é importante quando se critica a literatura. Para além da falta de uma definição clínica consistente, vários dos estudos que não encontraram associação entre a doença periodontal materna e os resultados adversos da gravidez não controlaram as potenciais variáveis de confusão. Outra razão potencial para os resultados díspares entre os estudos são as diferenças nas populações estudadas. A maioria dos estudos que mostraram uma associação entre a doença periodontal e os resultados adversos da gravidez foram consistentemente encontrados em populações com uma elevada incidência de partos prematuros e em famílias com dificuldades económicas. O oposto é verdadeiro para os estudos que não mostraram uma associação. Estes estudos foram geralmente realizados em países com cuidados de saúde universais e uma menor incidência de partos prematuros ou de bebés com baixo peso à nascença. O acesso diferencial aos seguros de saúde, aos cuidados dentários e aos cuidados pré-natais pode confundir a relação entre a doença periodontal materna e os resultados adversos da gravidez.

Outro fator a considerar ao rever os estudos e sintetizar os resultados é a conceção do estudo. A conceção do estudo influenciará a capacidade de chegar a uma conclusão ou de determinar a causalidade. Os estudos de caso-controlo são limitados na sua conceção experimental porque não podem demonstrar a causalidade. Os estudos prospectivos oferecem a vantagem de estudar a relação causa-efeito, uma vez que a experiência pode ser concebida e os participantes inscritos e seguidos ao longo do tempo, sendo a variável de resultado desconhecida no momento da inscrição. Os estudos de coorte envolvem 2 grupos de pessoas e comparam um determinado resultado de interesse em grupos que são semelhantes em muitos aspectos, mas que diferem em algumas caraterísticas. Estudos transversais investigam uma população num determinado momento, sem ter em conta os factores de influência que ocorreram antes do estudo. O ensaio clínico aleatório elimina o viés do estudo ao atribuir aleatoriamente os participantes aos grupos de estudo. Nem o participante nem o investigador têm qualquer influência sobre o participante que é atribuído a cada grupo. A atribuição aleatória aos grupos de estudo impede o conhecimento prévio dos resultados do estudo.

Apesar da controvérsia relativamente à associação entre a infeção periodontal materna e os resultados adversos da gravidez, vários investigadores relataram que o tratamento periodontal durante a gravidez leva a uma redução do risco de parto pré-termo. Lopez et al incluíram mais de 800 mulheres num ensaio aleatório de tratamento periodontal durante a gravidez versus tratamento tardio, e encontraram uma redução de quase 5 vezes no nascimento pré-termo entre as mulheres tratadas durante a gravidez.91 Num ensaio piloto de tratamento periodontal, Offenbacher et al encontraram uma tendência para a redução do nascimento pré-termo entre as mulheres tratadas durante a gravidez, em comparação com as que adiaram o tratamento até ao pós-parto. Este estudo demonstrou que as mulheres que foram tratadas durante a gravidez tiveram uma melhoria significativa nas medidas de saúde oral e uma redução na carga de agentes patogénicos orais.97 As mulheres tratadas durante a gravidez mostraram uma melhoria nos marcadores clínicos de infeção periodontal, com redução na perda de inserção clínica e redução na hemorragia à sondagem dentária. Noutro estudo aleatório, com intenção de tratamento, Tarannum e Faizuddin descobriram que o tratamento periodontal não cirúrgico durante a gravidez reduziu o risco de nascimentos prematuros ($p<0,001$) e de baixo peso à nascença ($p<0,002$). Verificou-se uma correlação inversa entre as NIC e o peso à nascença no grupo de controlo, o que pode sugerir que NIC mais elevadas estavam associadas a pesos à nascença mais baixos. Também se registou uma correlação inversa entre a idade gestacional e as caraterísticas periodontais em ambos os grupos. Isso pode sugerir que idades gestacionais mais curtas foram associadas a valores mais altos entre os parâmetros periodontais. Estes dados são encorajadores, uma vez que a maioria das doenças periodontais são evitáveis e tratáveis e, por isso, seriam de grande interesse para a saúde pública na gravidez se fosse possível estabelecer uma relação causa-efeito com o nascimento pré-termo

demonstrado.

No entanto, o entusiasmo em relação ao tratamento periodontal para prevenir o parto prematuro deve ser moderado à luz de um estudo recentemente publicado sobre o tratamento periodontal durante a gravidez. Michalowicz et al estudaram 814 mulheres em 3 instalações clínicas. As mulheres foram aleatoriamente submetidas a raspagem e alisamento radicular (SRP) antes das 21 semanas de idade gestacional (grupo de tratamento) ou após o parto (grupo de controlo). As mulheres de ambos os grupos, que apresentavam doença periodontal progressiva definida como um aumento de 3 mm ou mais na perda de inserção clínica, receberam SCRP nessas áreas. O estudo não encontrou nenhuma redução nos nascimentos prematuros < 37 semanas de gestação entre as mulheres do grupo de tratamento. Numa análise mais aprofundada, houve quase o dobro de partos que ocorreram antes das 32 semanas de gestação entre as mulheres do grupo de controlo (n=18) em comparação com as mulheres que foram tratadas (n=10) durante a gravidez. Embora não seja estatisticamente significativo, esta é uma evidência sugestiva de que o tratamento da doença periodontal pode beneficiar as mulheres em risco de ter os partos prematuros mais precoces e mais mórbidos.

Os dados sobre o papel da infeção periodontal materna e outros resultados adversos da gravidez são ainda menos claros. As evidências sugerem um papel para a inflamação e a ativação endotelial na fisiopatologia da pré-eclâmpsia; a infeção periodontal é um dos muitos estímulos potenciais para estas respostas do hospedeiro. Foi encontrado um risco A2 vezes maior de pré-eclâmpsia entre as mulheres com infeção periodontal diagnosticada no momento do parto. Outros também relataram uma associação entre a infeção periodontal materna e a pré-eclâmpsia. Num estudo de caso-controlo recente, Contreras et al descobriram que as mulheres com pré-eclâmpsia tinham duas vezes mais probabilidades de ter periodontite crónica. Além disso, as mulheres com pré-eclâmpsia tinham maior probabilidade de ter Porphyromonas gingivalis, Tannerella forsythensis e Eikenella corrodens, conhecidos agentes patogénicos periodontais, em comparação com as mulheres normotensas.

No entanto, vários outros investigadores não conseguiram confirmar uma associação entre a infeção periodontal materna e a pré-eclâmpsia. Embora outros resultados adversos menos comuns na gravidez (por exemplo, diabetes, peso à nascença pequeno para a idade gestacional, aborto espontâneo) possam também estar associados à infeção periodontal materna, os dados são atualmente demasiado escassos para se poderem tirar conclusões definitivas relativamente a estas associações e aos potenciais benefícios do tratamento durante a gravidez.

8. DOENÇA PERIODONTAL E OUTRAS DOENÇAS SISTÉMICAS

Existe um interesse considerável na ligação entre a saúde oral e a saúde sistémica entre os profissionais dentários e médicos. As provas actuais sugerem que a doença periodontal está associada a um risco acrescido de doenças cardiovasculares, diabetes, infecções respiratórias adquiridas na comunidade e no hospital e resultados adversos na gravidez. Os indivíduos com doença periodontal têm aproximadamente 1,5-1,9 vezes mais probabilidades de desenvolver doenças cardiovasculares. Parece existir uma relação bidirecional entre a doença periodontal e a diabetes, com um risco 2 a 3 vezes maior de diabetes entre os indivíduos com perda de dentes. Os dentes e o periodonto podem servir de reservatório e contribuir para as infecções respiratórias.

Os indivíduos com má higiene oral, como a cárie dentária, têm uma probabilidade 2 a 9 vezes maior de contrair pneumonia. Muitos estudos relataram que a doença periodontal materna pode contribuir de forma independente para resultados anormais da gravidez, incluindo parto prematuro, baixo peso à nascença, risco de pré-eclâmpsia, mortalidade e restrição de crescimento. No entanto, a causalidade da forma como a periodontite influencia os resultados da gravidez não foi estabelecida. O tratamento da infeção periodontal pode reduzir o risco de outras condições sistémicas. Num ensaio clínico randomizado para estimar o efeito da terapia periodontal nos factores de risco tradicionais e novos para a doença cardiovascular e nos marcadores de inflamação, D'Aiuto et al descobriram que a terapia reduziu as citocinas inflamatórias, a pressão sanguínea e os valores de risco cardiovascular.[94] Num pequeno ensaio de tratamento, os pacientes diabéticos de tipo 2 mostraram um melhor controlo diabético (níveis mais baixos de HbA1c) após o tratamento periodontal. Vários investigadores relataram efeitos semelhantes dos regimes de saúde oral na redução do risco de infecções respiratórias nosocomiais. O tratamento de pacientes ventilados mecanicamente com um regime de higiene oral diário , que consiste numa lavagem com gluconato de clorexidina a 0,12%, reduziu o risco de pneumonia nosocomial.[95,96] Recentemente, os estudos têm sido inconclusivos quanto aos efeitos da terapia periodontal durante a gravidez na prevenção de resultados adversos na gravidez.[81,90,97]

Estima-se que mais de 50% das mulheres grávidas sofram de alguma forma de doença gengival, seja gengivite ou periodontite, com os relatos de prevalência a oscilar entre 30%-100% para a gengivite e 5%-20% para a periodontite. A prevalência de doenças periodontais durante a gravidez fundamenta a estratégia definida pelo cirurgião-geral, na medida em que o tratamento periodontal durante a gravidez pode potencialmente melhorar a saúde materna e infantil.

9. COMPLICAÇÕES DA GRAVIDEZ

Há muito que se reconhece que as infecções maternas aumentam o risco de complicações na gravidez, como o parto pré-termo e a pré-eclâmpsia. O nascimento pré-termo é o parto com menos de 37 semanas de gestação. As taxas de prematuridade continuam a aumentar. As estatísticas mais recentes do National Center for Health Statistics mostram que, em 2005, a taxa de nascimentos prematuros aumentou para 12,7%. Este valor é superior aos 12,5% registados em 2004 e os relatórios preliminares para 2006 indicam um aumento adicional das taxas para 12,8%. Desde 1990, a taxa de nascimentos pré-termo aumentou mais de 20%.34 Compreender a prematuridade é importante porque é a principal causa de morte no primeiro mês, causando até 70% de todas as mortes perinatais. Mesmo os bebés prematuros tardios, aqueles que nascem entre as 34 e as 36/37 semanas de gestação, têm um maior risco de dificuldades de alimentação, instabilidade térmica, síndrome de dificuldade respiratória, iterícia e atraso no desenvolvimento cerebral.

A prematuridade é responsável por quase 50% de todas as complicações neurológicas nos recém-nascidos e conduz a complicações de saúde para toda a vida, incluindo, entre outras, problemas visuais, atrasos no desenvolvimento, atrasos na motricidade fina e grossa, surdez e dificuldades em lidar com a situação. Estas complicações aumentam os custos dos cuidados de saúde gastos com cada criança. Em média, o custo médico de um nascimento pré-termo é 10 vezes maior do que o custo médico de um nascimento a termo. Em 2005, o custo nacional do nascimento pré-termo foi superior a 26,2 mil milhões de dólares em cuidados de saúde, custos educativos e perda de produtividade. Embora tenha havido avanços na tecnologia para ajudar a salvar os bebés que nascem prematuros ou com baixo peso à nascença, os problemas ao longo da vida associados a estas condições não foram atenuados.[98]

10. DOENÇA PERIODONTAL E O SEU IMPACTO NA GRAVIDEZ

A infeção periodontal é uma das muitas infecções que têm sido associadas a resultados adversos na gravidez. A hipótese de que as condições periodontais influenciam o resultado de uma gravidez não é uma ideia nova. Em 1931, Galloway identificou que a infeção focal encontrada nos dentes, amígdalas, seios nasais e rins representa um risco para o feto em desenvolvimento. A sua informação remontava a 1916, quando cobaias grávidas foram inoculadas com estreptococos eluídos de fetos humanos natimortos. Esta inoculação resultou numa taxa de aborto de 100%. Para mostrar o impacto nos seres humanos, obteve uma série de radiografias de boca inteira de 242 mulheres que se apresentaram para cuidados pré-natais. Quinze por cento (n=57) tinham um abcesso apical e o tratamento sugerido foi a extração do dente afetado. Das que foram tratadas, nenhuma resultou em aborto espontâneo ou natimorto. Galloway resumiu que a remoção de uma infeção focal conhecida, que tinha demonstrado claramente ser uma fonte de perigo para qualquer mulher grávida, era mais benéfica do que permitir que a infeção se mantivesse durante toda a gravidez. Sugeriu ainda que todos os focos de infeção deveriam ser removidos no início da gravidez. É amplamente reconhecido que uma boa saúde oral mantém as estruturas dentro da cavidade oral. No entanto, não é universalmente aceite que a saúde oral possa ser um contribuinte independente para resultados anormais da gravidez. Foram efectuados muitos estudos e a literatura é controversa quanto ao papel da periodontite e à sua influência nos resultados adversos da gravidez.

O reconhecimento e a compreensão da importância da saúde oral para a saúde sistémica levou a uma investigação significativa sobre o papel da saúde oral materna e os resultados da gravidez. Durante a gravidez, as alterações nos níveis hormonais promovem uma resposta inflamatória que aumenta o risco de desenvolvimento de gengivite e periodontite. Como resultado da variação dos níveis hormonais sem quaisquer alterações nos níveis de placa bacteriana, 50%-70% de todas as mulheres irão desenvolver gengivite durante a gravidez, comummente designada por gengivite da gravidez. Este tipo de gengivite é normalmente observado entre o segundo e o oitavo mês de gravidez.

O aumento dos níveis das hormonas progesterona e estrogénio pode ter um efeito nos pequenos vasos sanguíneos da gengiva, tornando-a mais permeável. Isto aumenta a suscetibilidade da mãe a infecções orais, permitindo a proliferação de bactérias patogénicas e contribuindo para a inflamação da gengiva. Este estado hiper-inflamatório aumenta a sensibilidade da gengiva às bactérias patogénicas encontradas no biofilme dentário. As mulheres observam frequentemente estas alterações durante outros períodos da sua vida em que as hormonas estão a flutuar, como a puberdade, a menstruação, a gravidez e novamente na menopausa. Investigações recentes sugerem que a presença de periodontite materna tem sido associada a resultados adversos na gravidez, tais como parto prematuro, pré-eclampsia, diabetes gestacional, parto de um bebé pequeno para a idade gestacional e perda fetal. A força destas associações varia entre um aumento de risco de 2 a 7 vezes. Os riscos aumentados sugerem que a periodontite pode ser um fator de risco independente para resultados adversos na gravidez.[98]

11. CONHECIMENTOS SOBRE SAÚDE ORAL NA COMUNIDADE MÉDICA

Para prestar melhores cuidados de saúde oral, é necessário disponibilizar mais conhecimentos à comunidade médica. Poucos estudos tentaram determinar se a comunidade médica tem os conhecimentos necessários para ajudar a educar os pacientes sobre a importância de melhores cuidados orais. Siriphant et al realizaram grupos de discussão com enfermeiros (NP) em Maryland para determinar o nível de conhecimentos sobre o cancro oral. Verificaram que os enfermeiros em Maryland não reconheciam o cancro oral como um problema de saúde e que a principal barreira para a realização do rastreio do cancro oral era a falta de conhecimentos. Noutro inquérito aos profissionais de enfermagem, verificou-se que poucos reconheciam os sinais de cancro oral precoce. Os profissionais de enfermagem que referiram ter frequentado um curso de formação contínua sobre cancro oral nos últimos 2-5 anos tinham 3,1 vezes mais probabilidades de ter mais conhecimentos sobre os factores de risco do cancro oral e 2,9 vezes mais probabilidades de ter mais conhecimentos sobre o risco[102].

Apenas alguns estudos foram relatados na literatura que avaliam o conhecimento dos profissionais médicos e de enfermagem sobre a doença periodontal e os resultados adversos da gravidez. Wilder et al inquiriram obstetras em 5 condados da Carolina do Norte para avaliar os seus conhecimentos sobre a doença periodontal e para determinar os seus comportamentos práticos relativamente à doença oral e aos resultados adversos da gravidez. Embora 94% dos inquiridos pudessem identificar corretamente as bactérias como causa da periodontite, apenas 22% examinaram a cavidade oral de uma paciente numa consulta inicial. E embora a maioria (84%) considerasse a doença periodontal um fator de risco para resultados adversos na gravidez, 49% raramente ou nunca recomendavam uma consulta dentária durante a gravidez.[74] Num estudo recente realizado na Carolina do Norte, foram inquiridos 504 enfermeiros, assistentes médicos e parteiras certificadas. O inquérito avaliou os conhecimentos, comportamentos e opiniões sobre a doença periodontal e a sua relação com resultados adversos na gravidez. Quarenta e oito por cento responderam (n=204). Desses inquiridos, 63% referiram ter observado a cavidade oral do paciente para detetar problemas orais na visita inicial. Vinte por cento consideraram que os seus conhecimentos sobre a doença periodontal eram actuais e todos concordaram que a sua disciplina deveria receber instruções sobre a doença periodontal. Noventa e cinco por cento consideraram que era necessário um esforço de colaboração entre o prestador de cuidados de saúde e os profissionais de saúde oral, o que reduziria o risco de a paciente ter um resultado adverso na gravidez. A falta de estudos disponíveis sobre o conhecimento da saúde oral na comunidade médica torna evidente a necessidade de mais estudos. Uma limitação para o futuro dos cuidados de saúde oral é a falta de conhecimentos sobre cuidados orais na comunidade médica. É necessária mais educação na comunidade médica para ajudar a obter melhores cuidados de saúde oral.[103]

Numa edição recente do American Journal of Maternal Child Nursing, os enfermeiros foram chamados à "ação" para ajudar a facilitar um melhor acesso aos cuidados de saúde oral. Com base no relatório do cirurgião-geral e no National Call to Action to Promote Oral Health (Apelo Nacional à Ação para Promover a Saúde Oral), estes autores sugeriram que os enfermeiros devem estabelecer parcerias com outros intervenientes importantes para prevenir a doença oral. Os enfermeiros foram chamados a fornecer, promover e proteger as mulheres, aumentando os seus conhecimentos, atitudes, consciencialização e competências relativamente à saúde oral. Ao colaborar com outros profissionais de saúde, o acesso aos cuidados de saúde oral pode ser melhorado.

Proporcionar educação sobre saúde oral nos currículos de medicina e enfermagem pode ser uma forma de iniciar este processo. Um currículo de saúde oral na Faculdade de Medicina da Universidade de Washington está a ter algum sucesso. Além disso, a Faculdade de Medicina Dentária da Universidade de Nova Iorque está a colaborar com a Faculdade de Enfermagem da NYU para prestar cuidados aos doentes. Trata-se de um passo fundamental na prestação de tratamento colaborativo aos doentes através de muitas disciplinas. Os profissionais de saúde oral podem assumir a liderança na educação de outros profissionais sobre a importância da saúde oral e o que deve ser ensinado às mulheres grávidas.

12. A IMPORTÂNCIA DA SAÚDE ORAL DURANTE A GRAVIDEZ

Wilder et al., (2007) inquiriram obstetras praticantes em cinco condados da Carolina do Norte para avaliar os seus conhecimentos sobre a doença periodontal e para determinar os seus comportamentos práticos relativamente à doença oral e aos APOs. Descobriram que apenas 22% examinavam a cavidade oral de um paciente numa visita inicial. Além disso, embora a maioria (84%) considerasse a doença periodontal um fator de risco para as OPAs, 49% raramente ou nunca recomendavam uma visita ao dentista durante a gravidez.[74]

Outro inquérito da Carolina do Norte a 504 enfermeiros, assistentes médicos e parteiras certificadas avaliou o conhecimento, o comportamento e as opiniões sobre a doença periodontal e a sua relação com as APOs. Dos 204 que responderam, 63% referiram ter examinado a cavidade oral do paciente para detetar problemas orais na visita inicial, 20% consideraram que os seus conhecimentos sobre a doença periodontal eram actuais e todos concordaram que a sua disciplina deveria receber instruções sobre a doença periodontal. Um esforço de colaboração entre o prestador de cuidados de saúde e os profissionais de saúde oral foi indicado por 95% para reduzir o risco de a paciente ter um resultado adverso na gravidez.

Um estudo posterior, realizado por Morgan et al., avaliou a forma como os ginecologistas-obstetras abordam a saúde oral durante a gravidez e concluiu que a maioria dos ginecologistas-obstetras concorda que os cuidados dentários de rotina durante a gravidez são importantes (84%), que a doença periodontal pode ter efeitos adversos nos resultados da gravidez (84%) e que o tratamento da doença periodontal afecta positivamente os resultados da gravidez (66%). Este estudo concluiu que a maioria raramente pergunta às

pacientes grávidas se consultaram recentemente um dentista (73%), pergunta sobre a saúde oral atual (54%) ou fornece informações sobre cuidados orais (69%). Mais de um terço (38%) dos obstetras-ginecologistas referiram não aconselhar as pacientes a consultar um dentista para a profilaxia de rotina, com 80% a afirmar que não tinham pensado nisso anteriormente. A maioria dos inquiridos (77%) referiu ter pacientes que recusaram serviços dentários devido à gravidez. Concluiu-se que os ginecologistas-obstetras reconhecem a importância de uma boa saúde oral durante a gravidez, mas em grande parte não a abordam. Sugeriu-se que uma melhor formação sobre a importância da saúde oral, incluindo o reconhecimento de problemas de saúde oral e o conhecimento da segurança dos procedimentos durante a gravidez, pode tornar os médicos mais confortáveis na avaliação da saúde oral e mais propensos a abordá-la com as pacientes.[75]
Um estudo recente concluiu que os dentistas que tinham conhecimentos sobre a doença periodontal eram mais propensos a aconselhar as pacientes grávidas e propôs que as futuras intervenções devem melhorar os conhecimentos de saúde oral dos dentistas e de outros profissionais de saúde relativamente à importância de cuidados dentários abrangentes, incluindo o tratamento periodontal quando necessário, para todas as pacientes grávidas. O programa profilático para a mulher grávida deve implicar uma entrevista minuciosa que inclua uma sessão informativa sobre os riscos específicos durante este período e a motivação da paciente para a saúde oral-dentária e para a implementação das medidas profilácticas primárias necessárias.[76]

Sunita e Kee (2013)[77] e Avula et al. (2013)[78] realizaram uma avaliação de conhecimentos, atitudes e práticas (CAP) sobre saúde oral e APOs entre mulheres grávidas em Hyderabad, Índia e Brunei, Darussalam, respetivamente. Os autores constataram que a maioria das mulheres grávidas precisa de mais informações sobre saúde oral e prevenção de doenças e concluíram que seria prudente compilar e considerar os seus conhecimentos, atitudes e práticas, juntamente com as caraterísticas socioculturais, para que os programas de educação para a saúde sejam personalizados para diferentes sectores da população. Uma educação mais intensa em saúde dentária, incluindo a promoção da saúde oral nos centros de saúde materno-infantil, pode levar a uma melhor saúde oral e dentária e, em última análise, a resultados favoráveis na gravidez. A informação e o conhecimento das causas das principais doenças orais e dentárias durante a gravidez ajudarão as mulheres grávidas a tomar medidas corretivas e a minimizar os seus efeitos. Um programa bem definido, realista e facilmente aplicável durante as fases iniciais da gravidez assegurará que o pessoal de saúde oral possa atingir este objetivo.

Manter uma boa higiene oral antes e durante a gravidez é crucial para prevenir a gengivite e a periodontite. Os profissionais de medicina dentária podem facilitar este nível de saúde oral através da avaliação, educação e planeamento adequado do tratamento. A verificação do estado hormonal e de outros factores de risco para as doenças periodontais e para os maus resultados da gravidez das mulheres durante o processo de história clínica permitirá ao dentista personalizar o plano de tratamento e as instruções de higiene oral. As Intervenções comportamentais, como a cessação do tabagismo, o exercício físico, uma dieta saudável e a manutenção de um peso ideal são também medidas preventivas úteis contra a doença periodontal. Embora os mecanismos destas intervenções sejam desconhecidos, é provável que funcionem através da redução das condições que promovem o crescimento de bactérias patológicas, melhorando a função imunitária, reduzindo as respostas inflamatórias e melhorando o controlo da glicose.[79]

13. SEGURANÇA DOS PROCEDIMENTOS DENTÁRIOS ORIENTAÇÕES

As diretrizes e os dados actuais sugerem que os cuidados dentários durante a gravidez são seguros. No entanto, a raspagem e o planeamento radicular são melhor realizados entre as 14 e as 20 semanas de idade gestacional. A prestação de cuidados dentários a mulheres grávidas ajudará a remover bactérias potencialmente nocivas da disseminação e, possivelmente, a conduzir a outras complicações.[19]

Em 2004, a Academia Americana de Periodontologia (AAP) emitiu uma declaração de posição relativamente aos cuidados dentários para mulheres grávidas. A AAP recomendou que todas as mulheres que estivessem grávidas ou a planear uma gravidez deveriam receber cuidados dentários preventivos, incluindo um exame periodontal, uma profilaxia e tratamento restaurador. A AAP também propôs que a destartarização e o planeamento radicular devem ser concluídos no início do segundo trimestre e que qualquer presença de infeção aguda ou abcesso deve ser tratada imediatamente, independentemente da idade gestacional. O tratamento da infeção o mais cedo possível eliminará uma potencial fonte de infeção que poderá ser prejudicial para a mãe e para o bebé. A AAP confirmou que o tratamento da periodontite em mulheres grávidas é seguro e deve ser efectuado para melhorar a saúde oral da mulher. Este facto tem sido apoiado pela Academia de Medicina Dentária Geral (AGD), cujas recomendações são semelhantes às da AAP, mas sugerem que as mulheres grávidas tenham um plano de tratamento escalonado que inclua um exame no primeiro trimestre, uma limpeza dentária no segundo trimestre e, em seguida, dependendo da paciente, outra consulta no início do terceiro trimestre (National Institute of Dental and Craniofacial Research. 2006). Também recomendam a comunicação entre o dentista e o obstetra para qualquer emergência dentária que exija a prescrição de anestesia ou outra medicação.

As sugestões da American Dental Association (ADA) são semelhantes às da AAP e da AGD; no entanto, também abordam as questões de segurança relacionadas com a realização de uma radiografia dentária durante a gravidez. Se uma radiografia for necessária para o diagnóstico ou tratamento, como acontece frequentemente, as mulheres grávidas devem tirar as radiografias. Matteson et al., em 1991, estimaram que uma série de radiografias de boca inteira, com 20 radiografias, expõe a mãe a menos de 1 m rem de radiação. O feto é normalmente exposto a cerca de 75 m rems de radiação natural durante uma gravidez. Por conseguinte, as radiografias dentárias contribuem para uma quantidade negligenciável de exposição à radiação. Devem ser tomados cuidados e precauções para evitar uma maior exposição, utilizando um avental de chumbo com um colar de tiroide.[80]

Em 2004, a Bright Futures Practice in Oral Health publicou um guia de bolso sobre saúde oral destinado a fornecer aos prestadores de cuidados de saúde uma visão geral da supervisão preventiva da saúde oral durante 5 períodos de desenvolvimento, incluindo a gravidez e o pós-parto. O Bright Futures começou em 1990 e foi iniciado pelo Health Resources and Services Administration (HSRA) Maternal and Child Health Bureau (MCHB). As diretrizes sugerem que os prestadores de cuidados de saúde avaliem o risco de doença oral e forneçam sugestões gerais para prevenir lesões cariosas em mulheres grávidas. Outros

As sugestões ou recomendações para a prevenção de lesões cariosas incluíam expetorar e não enxaguar a boca após a escovagem com pasta dentífrica fluoretada para permitir que o flúor tivesse tempo adicional para proteger os dentes. Recomendaram que as mulheres grávidas usassem um enxaguante bucal sem álcool e fluoretado de venda livre à noite. Embora as lesões cariosas não conduzam a doenças periodontais, a acumulação de biofilme bacteriano da placa bacteriana é um dos culpados destas doenças. Tal como muitas outras iniciativas, a Bright Futures recomenda que as mulheres grávidas visitem um profissional de saúde oral para um exame e restauração de todas as lesões cariosas activas o mais rapidamente possível.

De acordo com o National Institute of Dental and Craniofacial Research (2006), no início da o segundo trimestre (14-20 semanas de gestação) é o momento mais favorável para a realização de procedimentos dentários. Durante esta idade gestacional, não há ameaça de teratogenicidade, as náuseas e os vómitos já diminuíram e o útero está abaixo do umbigo, proporcionando mais conforto à mãe. As lesões cariosas não restauradas devem ser restauradas o mais rapidamente possível, uma vez que algumas mulheres grávidas necessitam de anestesia geral com entubação aquando do parto. Alguns médicos hesitam em entubar devido ao risco acrescido de obstrução das vias respiratórias devido à diminuição da integridade dos dentes cariados que podem partir-se.

Se o tratamento for efectuado no último trimestre, deve ter-se o cuidado de evitar a supressão da veia cava inferior, mantendo a mulher numa posição vertical. Todos os prestadores de cuidados de saúde devem aconselhar as mulheres que manter uma boa saúde oral durante a gravidez não só é seguro como necessário para reduzir o risco de infeção para a mãe e possivelmente para o feto. Embora permaneça inconclusivo se o tratamento periodontal materno melhora o resultado da gravidez, é claro que o tratamento de vários graus de doença periodontal clínica durante a gravidez é seguro e melhora a saúde oral materna.[19,20,73]

Todos os serviços dentários devem estar disponíveis para as mulheres grávidas; no entanto, apesar dos benefícios do tratamento, a infeção periodontal em mulheres em idade fértil continua a ser altamente prevalecente, particularmente entre as mulheres com baixos rendimentos e membros de grupos raciais e étnicos minoritários.

Em 2012, um workshop sobre periodontite e doenças sistémicas foi realizado conjuntamente pela Federação Europeia de Periodontologia (EFP) e pela Academia Americana de Periodontologia (AAP). Este workshop incluiu uma investigação sobre o potencial papel da doença periodontal na APO e gerou um relatório de consenso e três revisões completas sobre a epidemiologia da associação entre a doença periodontal e a APO, os mecanismos patogénicos subjacentes a esta associação e os efeitos da terapia periodontal nos resultados da gravidez.

A revisão sistemática dos estudos epidemiológicos revelou que o PTB, o BPN e a pré-eclâmpsia estão associados à exposição materna à periodontite. No entanto, a força das associações observadas é modesta e parece variar de acordo com a população estudada, os meios de avaliação periodontal e a classificação da doença periodontal. Esta possível associação, demonstrada pelos estudos epidemiológicos, foi ainda apoiada por estudos mecanicistas que envolveram modelos animais e seres humanos. No entanto, a revisão do papel potencial da intervenção periodontal durante a gestação revelou que a terapia periodontal não cirúrgica não melhora os resultados do parto em mulheres grávidas com periodontite. Assim, embora tenham sido identificadas várias limitações metodológicas destes estudos, a declaração de consenso desenvolvida pelo workshop da EFP-AAP concluiu que: "Embora a terapia periodontal tenha demonstrado ser segura e conduzir a uma melhoria das condições periodontais em mulheres grávidas, a terapia periodontal relacionada com casos, com ou sem antibióticos sistémicos, não reduz as taxas globais de PTB e LBW". [81] Para atualizar as evidências existentes sobre ensaios clínicos randomizados (ECRs), foi realizada uma pesquisa na literatura como uma continuação da realizada por Michalowicz et al. (2013).[82] Os critérios de pesquisa foram, portanto, os mesmos e incluíram ECRs independentes que compararam o tratamento periodontal a nenhum tratamento, instrução de higiene oral (OHI) isolada ou desbridamento superficial (profilaxia). Os resultados dos ensaios centraram-se principalmente no PTB e no LBW. Especificamente, Pirie et al. (2013) realizaram um RCT na Irlanda do Norte que randomizou 99 mulheres grávidas com periodontite em dois grupos. A periodontite foi definida como ≥4 locais com profundidade de bolsa à sondagem (PPD) ≥4 mm e perda de inserção clínica (CAL) ≥2 mm em ≥4 locais. O grupo de tratamento (49 mulheres) recebeu OHI, raspagem e alisamento radicular (SRP), e polimento das coroas, enquanto o grupo de controlo (50 mulheres) recebeu OHI e raspagem supragengival anteparto, e terapia periodontal completa pós-parto. O tratamento foi efectuado antes das 24 semanas de gestação e a idade gestacional foi determinada pela data do último período menstrual (DUM) e pela ecografia. Apesar das melhorias estatisticamente significativas e substanciais nas medidas clínicas periodontais com o tratamento, não houve diferenças significativas entre os grupos de teste e de controlo na incidência de PTB (8,2% versus 2%, respetivamente) e LBW (2% em ambos os grupos). Portanto, os autores concluíram que a terapia periodontal não cirúrgica não reduz o risco de PTB e BPN.[83]

Reddy et al, realizaram um RCT na Índia que randomizou apenas 20 mulheres grávidas com periodontite em dois grupos. A periodontite foi definida como hemorragia à sondagem (BOP) e CAL≥1 mm e PPD≥4 mm em 3-4 locais em ≥4 dentes em cada quadrante. O grupo de tratamento (10 mulheres) recebeu OHI e SRP, enquanto o grupo de controlo (10 mulheres) recebeu apenas OHI. O tratamento foi efectuado antes das 28 semanas de gestação e o grupo de tratamento recebeu manutenção até ao parto. Embora não tenham sido demonstradas diferenças significativas entre os grupos de tratamento e de controlo relativamente ao PTB e ao LBW, o grupo de controlo apresentou níveis mais elevados de anticorpos IgM do sangue do cordão umbilical.[66]

14. SEGURANÇA DA TERAPIA PERIODONTAL DURANTE A GRAVIDEZ

As mulheres grávidas, os obstetras e os dentistas são frequentemente cépticos em relação aos cuidados dentários durante a gravidez devido a preconceitos sobre a segurança do tratamento dentário para as mulheres grávidas e para o feto em desenvolvimento. Este receio aumenta ainda mais quando são administrados ou prescritos anestésicos locais, antibióticos ou analgésicos. Vários artigos de revisão [92] sugerem que é seguro prestar cuidados dentários a mulheres grávidas; no entanto, os ensaios clínicos especificamente concebidos para abordar esta questão são escassos.[93]

No grande estudo OPT de Michalowicz et al. (2006), todos os indivíduos com doença periodontal foram também avaliados quanto às necessidades essenciais de tratamento dentário (EDT), definidas como a presença de cáries moderadas a graves ou dentes fracturados ou com abcessos. Com base nestes critérios, o tratamento periodontal e dentário foi efectuado durante as 13 a 21 semanas de gestação. Os resultados mostraram que a terapia periodontal e a EDT não estavam associadas a um risco acrescido de ocorrência de eventos médicos adversos graves ou APOs. Por conseguinte, estes procedimentos foram considerados seguros dentro dos limites do estudo.[73]

Mais informações sobre a segurança da terapia periodontal durante a gravidez também derivam, indiretamente, das observações dos RCTs que avaliaram o efeito da terapia periodontal nos resultados da gravidez. Os RCTs descritos confirmam a segurança de fornecer tratamento periodontal durante a gravidez e relatam que não há aumento estatisticamente significativo na incidência de APOs entre as mulheres que receberam terapia periodontal durante a gestação do que entre aquelas que foram tratadas após o parto.Portanto, o relatório de consenso do workshop conjunto EFP/AAP sobre

periodontite e doenças sistémicas afirmou que "a terapia periodontal tem demonstrado ser segura e leva a melhores condições periodontais em mulheres grávidas".[81]
No entanto, uma vez que estes ensaios clínicos aleatórios têm desenhos de estudo específicos, esta conclusão deve ser corretamente aplicada dentro dos limites metodológicos destes estudos. Por conseguinte, a maioria das intervenções ocorreu durante o segundo trimestre, embora a idade gestacional aquando da inscrição em alguns estudos tenha começado logo às seis semanas e as intervenções tenham sido concluídas até às 30-32 semanas, ou mesmo até ao parto, quando necessário.

As intervenções incluíram principalmente a profilaxia oral e a PRS não cirúrgica, enquanto noutros estudos foi também utilizado o colutório CHX e em dois ensaios foram administrados antibióticos sistémicos para além da PRS. No entanto, o número de mulheres que receberam antibióticos sistémicos foi pequeno. Especificamente, num estudo, o metronidazol foi administrado a 120 mulheres que participaram num dos três braços da intervenção, enquanto a amoxicilina e o metronidazol foram administrados apenas a um subgrupo de 29 mulheres diagnosticadas com periodontite agressiva no outro ensaio. Assim, com base nestes ensaios clínicos aleatórios, pode ser prematuro avaliar a segurança da utilização de antibióticos sistémicos para a terapia periodontal durante a gravidez. Curiosamente, Carey e Klebanoff (2005) demonstraram que a terapêutica oral com metronidazol pode produzir alterações na flora vaginal, levando a um forte crescimento de Escherichia coli e Klebsiella pneumoniae, que foram associadas a um risco acrescido de PTB. Por conseguinte, foi sugerido que o metronidazol sistémico como único antimicrobiano para a infeção periodontal na gravidez deve ser administrado com precaução.[70]

Para além da informação fornecida por estes ensaios clínicos aleatórios, o grupo de trabalho nacional de peritos em cuidados de saúde oral durante a gravidez (Oral Health Care During Pregnancy Expert Workgroup, 2012) analisou exaustivamente as provas existentes relativamente à segurança dos procedimentos de cuidados dentários e administração de medicamentos relacionados durante a gravidez. A declaração de consenso do grupo concluiu que "Os cuidados de saúde oral, incluindo a utilização de radiografias, medicação para a dor e anestesia local, são seguros durante a gravidez".

Primeiras Diretrizes Práticas do Estado para o Tratamento de Pacientes Grávidas

Em 2006, o Departamento de Saúde do Estado de Nova Iorque publicou diretrizes práticas para os cuidados de saúde oral durante a gravidez e a primeira infância. Estas diretrizes foram elaboradas em resposta à falta de informação sobre a segurança do tratamento dentário durante a gravidez, o que exigiu acções para reduzir as disparidades em termos de saúde. Estas disparidades foram trazidas à atenção nacional pelo Surgeon General's Report, Oral Health in America, e um relatório de acompanhamento intitulado "A National Call to Action to Promote Oral Health". As diretrizes abrangentes fornecidas pelo Departamento de Saúde de Nova Iorque oferecem uma estrutura para os prestadores de cuidados de saúde oral, para que possam prestar os melhores cuidados às mulheres grávidas. A prestação de cuidados dentários durante a gravidez e a primeira infância é importante para prevenir as consequências de uma má saúde oral ao longo da vida.

Devido à relutância de alguns profissionais de medicina dentária em prestar cuidados dentários durante a gravidez, o estado de Nova Iorque estabeleceu diretrizes para resolver este problema. Este relatório abrangente recomenda que os cuidados de saúde oral sejam coordenados entre os prestadores de cuidados pré-natais e de saúde oral. A comunicação entre a comunidade dentária e a comunidade médica é uma necessidade e foi desenvolvido um formulário de consulta para ajudar a facilitar este processo. As diretrizes de Nova Iorque sugerem e recomendam que o tratamento dentário seja prestado durante a gravidez, incluindo o primeiro trimestre. No entanto, o início do segundo trimestre (14-20 semanas de gestação) é a altura mais favorável para efetuar procedimentos dentários. Durante esta idade gestacional não existe ameaça de teratogenicidade, as náuseas e os vómitos já diminuíram e o útero está abaixo do umbigo, proporcionando mais conforto à mãe. Lesões cariosas não restauradas devem ser restauradas o mais rápido possível, pois algumas mulheres grávidas precisam de anestesia geral com intubação no parto. Alguns médicos hesitam em entubar devido ao aumento do risco de obstrução das vias aéreas devido à diminuição da integridade dos dentes cariados que podem quebrar. Se o tratamento for efectuado no último trimestre, deve ter-se o cuidado de evitar a supressão da veia cava inferior, mantendo a mulher numa posição vertical. Em última análise, todos os prestadores de cuidados de saúde devem aconselhar as mulheres que a manutenção de uma boa saúde oral durante a gravidez não só é segura como é necessária para reduzir o risco de infeção para a mãe e possivelmente para o feto.

Embora permaneça inconclusivo se o tratamento periodontal materno melhora o resultado da gravidez, é claro que o tratamento de vários graus de doença periodontal clínica durante a gravidez é seguro e melhora a saúde oral materna. Em vários estudos sobre o tratamento periodontal durante a gravidez, os parâmetros de saúde oral melhoraram após a terapia.30,56 Todos os serviços dentários devem estar disponíveis para as mulheres grávidas; no entanto, os estudos demonstraram que alguns tratamentos são melhor fornecidos apenas durante determinadas idades gestacionais. Apesar dos benefícios do tratamento, a infeção periodontal em mulheres em idade fértil continua a ser altamente prevalente, particularmente entre as mulheres com baixos rendimentos e membros de grupos raciais e étnicos minoritários.[100]

Lamentavelmente, alguns subgrupos de mulheres que não têm acesso a cuidados dentários provavelmente não terão acesso a cuidados dentários durante a gravidez. Os profissionais de saúde oral devem ajudar a colmatar esta lacuna. Os dentistas e higienistas dentários devem participar ativamente na prestação de tratamento a mulheres grávidas para ajudar a manter a saúde materna. O conhecimento dos estudos de investigação e das diretrizes publicadas pode ajudar a eliminar a timidez que prevalece na comunidade dentária relativamente à prestação de cuidados dentários a mulheres grávidas. De facto, a comunidade dentária deve aceitar esta mudança nas diretrizes práticas. Ao adotar as mudanças, podem ser prestados melhores cuidados de saúde gerais a todas as mulheres, especialmente às que estão em idade fértil.

15. CONSUMO DE DROGAS DURANTE A GRAVIDEZ CHART

Mitos sobre a gravidez e os dentes

- Não é verdade que se perde um dente por cada gravidez. A cárie é frequentemente a causa da perda de dentes.
- O cálcio não é retirado dos dentes da mãe para o crescimento do bebé. Este é fornecido através da dieta da mãe e, se for insuficiente, é retirado do osso da mãe.

These Drugs May Be Used in Pregnancy	FDA Category	These Drugs May Not Be Used in Pregnancy	FDA Category
Antibiotics		**Antibiotics**	
Penicillin	B	Tetracyclines**	D
Amoxicillin	B	Erythromycin	
Cephalosporins	B	in the estolate form	B
Clindamycin	B	Quinolones	C
Erythromycin (except for estolate form)	B	Clarithromycin	C
ANALGESICS		**ANALGESICS**	
Acetaminophen	B	Aspirin	C
Acetaminophen with codeine	C*		
Codeine	C*		
Hydrocodone	C*		
Meperidine	B		
Morphine	B		
After 1st trimester for 24 to 72 hrs only			
Ibuprofen	B		
Naprosyn	B		

Category C should be used with caution (NY State Dept of Health 2006)
**Tetracycline and its derivatives are contraindicated in pregnancy

Fig. 15a: Lista de medicamentos que são contra-indicados e podem ser prescritos a mulheres grávidas (segundo o Departamento de Saúde do Estado de Nova Iorque, 2006)

Table 3. Dental Procedures and Pregnancy

Dental Procedure	Safe in Pregnancy	Rationale and recommendations
Prophylaxis	Yes	Dental cleanings are safe during pregnancy.
Scaling and Root Planing		Studies suggest the best gestational age for SCR&P is between 14-20 weeks gestational age. However, the benefit outweighs the risk at later gestational ages
Dental Radiographs	Yes	Radiographs are safe during pregnancy. A full mouth series with 20 radiographs is estimated to deliver <1mrem. During pregnancy the mother typically receives about 75mrem from naturally occurring radiation. The benefits of radiographs outweigh any negligible risks. (Matteson et al 1991 MCN; ADA 2004)
Restorations	Yes	Replacement of old amalgams should be completed using a rubber dam and high speed suction. (NY State Dept. of Public Health)
Emergency Dental Treatment	Yes	Removal of an infection or bacterial load will not only help the mother but possibly the fetus.
Local Anesthetics Category B	Yes	Category B anesthetics (including lidocaine with epinephrine and prilocane)
Local Anesthetics Category C	No	Mepivacaine and bupivacaine
Analgesics for Pain Category B	Yes	Acetaminophen, meperidine, morphine; do not exceed recommended doses
Analgesics for Pain Category C	With Caution	Codeine, hydrocodone may be used with caution *Ibuprophen and Naprosyn should only be used in the first trimester and only for 72 hours or less
Antibiotic Prophylaxis for infective endocarditis	Yes	For those who meet the AHA guidelines for antibiotic prophylaxis. Primary prophylaxis is 2gms of amoxicillin 1 hour prior to treatment For those allergic to penicillin one of the following regimens can be given one hour prior to treatment Cephalexin 2gm OR Clindamycin 600mg OR Azithromycin or clarithromycin 500 mg
Nitrous Oxide	With caution	Only use when topical or local are inadequate and only after approval from the obstetrician. Precautions should be taken to avoid hypoxia, hypotension, and aspiration. Lower levels may achieve sedation for a pregnant patient. (NY State 2006; FDA Guidelines for drugs in pregnancy)

Adapted from Russell SL, Mayberry W. Pregnancy and Oral Health. MCN. 2008; 331(1):32-37.

16. IMPLICAÇÕES PARA A SAÚDE AVALIAÇÃO DA HIGIENE, DIAGNÓSTICO E TRATAMENTO

As doenças periodontais são infecções silenciosas que têm períodos de exacerbação e de quiescência que, muitas vezes, não são diagnosticadas até que ocorram danos irreparáveis nos dentes e nas estruturas orais. Manter uma boa higiene oral antes e durante a gravidez é crucial para prevenir a gengivite e a periodontite. A prevenção e o tratamento da infeção periodontal têm como objetivo controlar o biofilme bacteriano, parar a infeção progressiva e restaurar o suporte dentário perdido.65 Os profissionais de medicina dentária podem facilitar este nível de saúde oral através da avaliação, educação e planeamento adequado do tratamento. A verificação do estado hormonal e de outros factores de risco para as doenças periodontais e os maus resultados da gravidez das mulheres durante o processo da história clínica permitirá ao dentista personalizar o plano de tratamento e as instruções de higiene oral. As intervenções comportamentais, como a cessação do tabagismo, o exercício físico, uma dieta saudável e a manutenção de um peso ideal são também medidas preventivas úteis contra a doença periodontal. Embora os mecanismos destas intervenções sejam desconhecidos, é provável que funcionem através da redução das condições que promovem o crescimento de bactérias patológicas, melhorando a função imunitária, reduzindo as respostas inflamatórias e melhorando o controlo da glicose.

Em 2004, a Academia Americana de Periodontologia (AAP) emitiu uma declaração de posição relativamente aos cuidados dentários para mulheres grávidas. A AAP recomendou que todas as mulheres que estivessem grávidas ou a planear uma gravidez deveriam receber cuidados dentários preventivos, incluindo um exame periodontal, uma profilaxia e tratamento restaurador. Também propuseram que a destartarização e o alisamento radicular deveriam ser concluídos no início do segundo trimestre e que qualquer presença de infeção aguda ou abcesso deveria ser tratada imediatamente, independentemente da idade gestacional. O tratamento da infeção o mais cedo possível eliminará uma potencial fonte de infeção que pode ser prejudicial para a mãe e para o bebé. Em 2006, depois de um ensaio de tratamento não ter demonstrado um efeito da destartarização e alisamento radicular nos resultados do parto, a AAP confirmou que o tratamento da periodontite em mulheres grávidas é seguro e deve ser realizado para melhorar a saúde oral da mulher.[81] Esta conclusão foi substanciada pelo Dr. Larry Tabak, diretor dos Institutos Nacionais de Investigação Dentária e Craniofacial (NIDCR), quando afirmou que "Os cuidados dentários durante a gravidez têm sido, desde há muito, uma questão dominada mais pela cautela do que pelos dados. A descoberta de que o tratamento periodontal durante a gravidez não aumentou os eventos adversos é uma notícia importante para as mulheres, especialmente para aquelas que precisam de tratar a sua doença periodontal durante a gravidez." A Academy of General Dentistry (AGD) recomenda uma consulta dentária para as mulheres grávidas ou para as que planeiam engravidar. As suas recomendações são semelhantes às da AAP, mas sugerem que as mulheres grávidas tenham um plano de tratamento escalonado que inclua um exame no primeiro trimestre, uma limpeza dentária no segundo trimestre e, em seguida, dependendo da paciente, outra consulta no início do terceiro trimestre. Também recomendam a comunicação entre o dentista e o obstetra para qualquer emergência dentária que exija a prescrição de anestesia ou outra medicação.[99] As sugestões da Associação Dentária Americana (ADA) são semelhantes às da AAP e da AGD; no entanto, também abordam as questões de segurança que envolvem a realização de uma radiografia dentária durante a gravidez. Se uma radiografia for necessária para diagnóstico ou tratamento, como acontece frequentemente, então as mulheres grávidas devem tirar as radiografias.[100] Matteson et al estimaram que uma série de radiografias de boca inteira, com 20 radiografias, expõe a mãe a menos de 1 mrem de radiação. O feto é normalmente exposto a aproximadamente 75 mrems de radiação natural durante a gravidez. Por conseguinte, as radiografias dentárias contribuem para uma quantidade negligenciável de exposição à radiação. Devem ser tomados cuidados e precauções para evitar uma maior exposição, utilizando um avental de chumbo com um colar de tiroide.[101] Em 2004, a Bright Futures Practice in Oral Health publicou um guia de bolso sobre saúde oral concebido para fornecer aos prestadores de cuidados de saúde uma visão geral da supervisão preventiva da saúde oral durante 5 períodos de desenvolvimento, incluindo a gravidez e o pós-parto. O Bright Futures começou em 1990 e foi iniciado pelo Health Resources and Services Administration (HSRA) Maternal and Child Health Bureau (MCHB). As diretrizes sugerem que os prestadores de cuidados de saúde avaliem o risco de doença oral e forneçam sugestões gerais para prevenir lesões cariosas em mulheres grávidas. Outras sugestões ou recomendações para a prevenção de lesões cariosas incluíam expetorar e não enxaguar a boca após a escovagem com uma pasta dentífrica fluoretada para permitir que o flúor tenha tempo adicional para proteger os dentes. Recomendaram que as mulheres grávidas usassem um enxaguante bucal fluoretado sem álcool e de venda livre à noite. Embora as lesões cariosas não conduzam a doenças periodontais, a acumulação de biofilme bacteriano da placa bacteriana é um dos culpados destas doenças. Tal como muitas outras iniciativas, a Bright Futures recomenda que as mulheres grávidas visitem um profissional de saúde oral para um exame e restauração de todas as lesões cariosas activas o mais rapidamente possível.

17. DIRECÇÕES FUTURAS PARA INVESTIGAÇÃO E ENSINO

As futuras direcções da investigação sobre saúde oral devem centrar-se nos cuidados de saúde oral antes, durante e após a gravidez. Estudos que utilizam o Sistema de Monitorização da Avaliação do Risco na Gravidez (PRAMS) dos Centros de Controlo de Doenças referem que apenas 23%-43% das mulheres grávidas recebem cuidados dentários durante a gravidez, uma taxa que é apenas metade a dois terços da utilização global de serviços dentários entre as mulheres dos EUA. Além disso, faltam dados que expliquem as disparidades raciais/étnicas na saúde oral das mulheres grávidas. As percepções das mulheres grávidas sobre a saúde oral e as barreiras e motivações que as impedem de procurar cuidados dentários devem ser avaliadas para introduzir adequadamente informações preventivas sobre a saúde oral nos seus cuidados pré-natais, o que constitui um dos primeiros passos para reduzir as disparidades em matéria de saúde. São necessários mais estudos para compreender melhor o mecanismo do parto prematuro associado à doença periodontal e para adequar o tratamento às mulheres que poderão beneficiar mais. A confirmação da infeção periodontal como um fator de risco independente para resultados adversos na gravidez e a identificação das mulheres em maior risco seria de grande importância para a saúde pública, uma vez que a infeção periodontal é evitável e curável. Atualmente, no entanto, não existem provas suficientes para as recomendações de políticas de cuidados de saúde no sentido de proporcionar tratamentos periodontais maternos com o objetivo de reduzir o risco de resultados adversos na gravidez, independentemente dos seus outros benefícios. É necessário proporcionar mais oportunidades de formação aos profissionais de saúde e à comunidade médica para ajudar a aliviar os problemas de acesso aos cuidados dentários. É necessário estabelecer relações entre as escolas profissionais para que possam ser proporcionadas oportunidades de ensino transversal a todas as disciplinas. A formação e o ensino devem ser alargados de modo a preparar os higienistas dentários para trabalharem em parceria com médicos e enfermeiros, a fim de prestarem um nível mínimo de cuidados às pessoas que não têm acesso a cuidados dentários. Estes serviços poderiam incluir um rastreio oral, instruções de higiene oral, profilaxia com escova de dentes, encaminhamento, se necessário, aplicação de flúor e aconselhamento nutricional. A comunidade dentária poderia estabelecer parcerias com a comunidade médica para prestar serviços dentários e médicos no mesmo consultório, proporcionando um melhor acesso aos cuidados.

Dada a relação entre a saúde oral materna e infantil e a infeção periodontal e a saúde e o bem-estar gerais, os cuidados de saúde oral devem ser um objetivo de pleno direito para todos os indivíduos, incluindo as mulheres grávidas e em idade reprodutiva.

Não existem provas que sugiram que os exames ou tratamentos dentários sejam prejudiciais para a mulher grávida ou para o feto em desenvolvimento. A profilaxia da endocardite infecciosa é recomendada para todos os procedimentos dentários nos indivíduos com elevado risco de endocardite infecciosa. As mulheres grávidas que cumprem as diretrizes da American Heart Association para a profilaxia da endocardite infecciosa e se submetem a estes procedimentos dentários devem ser tratadas da mesma forma que as não grávidas.

Independentemente do potencial da melhoria da saúde oral para melhorar os resultados da gravidez, as políticas públicas que apoiam serviços dentários abrangentes para mulheres vulneráveis em idade fértil devem ser alargadas para que a sua própria saúde oral e geral seja salvaguardada e a morbilidade da cárie infantil reduzida. É necessário criar mecanismos para educar as mulheres e os seus prestadores de cuidados de saúde sobre a importância da saúde oral e melhorar o acesso aos cuidados para todos, para que as intervenções de saúde oral tenham um impacto importante nos resultados da gravidez.

18. PROJECÇÕES FUTURAS NOS CUIDADOS DE PACIENTES GRÁVIDAS

Perante a evidência de que os serviços dentários preventivos e restauradores são benéficos para a saúde oral e podem ajudar ou modificar doenças sistémicas, algumas companhias de seguros começaram a pagar serviços dentários alargados. As companhias de seguros descobriram que o custo da prestação de serviços dentários alargados para alguns dos seus membros diminui o montante gasto em tratamento médico. Com base nesta informação, muitas companhias começaram a oferecer benefícios dentários adicionais para aqueles que têm mais a ganhar, como as mulheres grávidas e os doentes com doenças cardiovasculares. Embora a literatura não seja clara sobre a associação entre a doença periodontal e o seu efeito nos resultados do parto, é evidente que o tratamento da doença periodontal durante a gravidez é benéfico para a mãe e pode ser benéfico para o feto.

Como parte destes serviços alargados, a Cigna, a DeltaDental, a United Health Care e outras empresas aumentaram os seus benefícios dentários para incluir limpezas dentárias adicionais, incluindo destartarização e alisamento radicular, conforme indicado para mulheres grávidas. Isto representa uma mudança no sector dos seguros que é benéfica tanto para a empresa como para os seus membros.

Alguns governos estatais responderam ao apelo para promover melhores cuidados de saúde oral, proporcionando benefícios dentários àqueles que normalmente não os têm. Em 2004, o Departamento de Saúde do Minnesota estabeleceu uma parceria com o Conselho de Medicina Dentária do Minnesota e o Departamento de Serviços Humanos do Minnesota para disponibilizar recursos e programas destinados a proporcionar um melhor acesso aos cuidados dentários. Isto foi conseguido através de designações de prestadores de cuidados dentários de acesso crítico, autorização alargada para higienistas dentários e deveres alargados para auxiliares dentários, um programa de doação de consultórios dentários, licenciamento de dentistas com formação no estrangeiro e dentistas reformados, e criação de um programa de perdão de empréstimos a dentistas.

Em 2003, o Departamento de Saúde do Utah (UDH) lançou um programa que serviu de estudo-piloto, que permitiu que as mulheres grávidas abrangidas pelo Medicaid recebessem exames dentários, tratamento de dentes cariados e uma profilaxia. A UDH deu seguimento a este programa alargando os benefícios dentários disponíveis para a população grávida do Medicaid do Utah. Estas mulheres têm agora acesso a check-ups dentários gratuitos, incluindo radiografias, profilaxia dentária, restaurações, canais radiculares e tratamento de emergência. À medida que os estados e as empresas continuarem a expandir os serviços dentários prestados às mulheres grávidas, os benefícios globais para a saúde tornar-se-ão evidentes.

19. COVID 19 E RESULTADOS ADVERSOS DA GRAVIDEZ.

Face à pandemia de Covid-19, têm sido realizados muitos estudos para compreender de forma mais aprofundada os mecanismos subjacentes a melhores ou piores resultados clínicos. Epidemiologicamente, os homens são mais propensos a infecções por síndroma respiratório agudo grave por coronavírus tipo 2 (SARS-CoV-2) do que as mulheres, sendo que um cenário semelhante foi também afirmado para as doenças por coronavírus anteriores, nomeadamente o SARS-CoV em 2003 e as doenças por coronavírus da Síndrome Respiratória do Médio Oriente (MERS-CoV) em 2012. Além disso, e apesar de o envelhecimento ser considerado um fator de risco independente para a forma grave da doença, ainda assim, a proteção das mulheres é evidente. Desta forma, tem sido esperado que as hormonas sexuais sejam os principais factores determinantes nas diferenças de género, com os efeitos imunomoduladores do estrogénio em diferentes infecções virais, principalmente na Covid-19, a atraírem mais atenção, uma vez que podem explicar a taxa de letalidade e a predisposição dos homens para a gravidade da Covid-19

20. EFEITOS DA COVID-19 DURANTE A GRAVIDEZ: RISCOS FETAIS, MATERNOS E NEONATAIS

A infeção por COVID-19 tem suscitado preocupações nas mulheres grávidas e nos seus fetos devido às alterações fisiológicas da imunidade durante a gravidez, à suscetibilidade materna a infecções respiratórias, ao aumento das necessidades de oxigénio e aos riscos associados ao tratamento durante a gravidez.

A taxa de mortalidade na gravidez em pandemias anteriores, incluindo: a pandemia de gripe espanhola de 1918, a pandemia de SARS-CoV e as pandemias de MERS foram de ~ 27-50%, 25-30% e ~ 40%, respetivamente.[104] Os conhecimentos relativos aos efeitos da COVID-19 na gravidez, incluindo a transmissão vertical e a infeção perinatal, baseiam-se em dados muito limitados. Uma revisão sistemática e uma meta-análise da COVID-19 em mulheres grávidas de 77 estudos de coorte efectuados por Allotey et al. mostraram uma positividade global da COVID-19 em mulheres grávidas e recentemente grávidas que frequentaram ou deram entrada no hospital por qualquer motivo.[105]

Esta incidência relativamente elevada pode refletir, em parte, o aumento da vigilância e do rastreio da COVID-19 em mulheres grávidas internadas em hospitais, e está em conformidade com as admissões em regiões que estavam principalmente a comunicar dados do pico da curva epidemiológica de grandes surtos.

A doença COVID-19 tem um espetro de sintomas semelhante na mulher grávida e na mulher não grávida, tais como: febre ~ 40%, tosse 39%, falta de ar 13,2%, mal-estar 13%, dores musculares 10%, diarreia 3,7-7%, dor de garganta 3,4%, dor de cabeça 40%, arrepios 28%, perda do paladar e do olfato ~ 16%. No entanto, a maioria dos sintomas é menos frequente durante a gravidez.[106] As mulheres grávidas com COVID-19 têm menos probabilidades de reportar sintomas de febre e mialgia. Ainda há muito a aprender sobre o vírus e os efeitos prejudiciais que pode trazer para as mães e os fetos infectados. A evidência acumulada sugere que a transmissão vertical intra-uterina para os fetos ocorre de facto, embora raramente. Embora a maioria dos recém-nascidos de mães infectadas com SARS-CoV-2 não pareçam adquirir a infeção pós-natal, foram relatados casos de recém-nascidos complicados com viremia e subsequente compromisso neurológico.[107] Assim, existe o potencial de o SARS-CoV-2 afetar os recém-nascidos. A questão de saber se se trata ou não de um evento imunomediado ou de um efeito citopático direto do vírus aguarda mais estudos. Até à data, não foram notificados efeitos teratogénicos do vírus nos fetos.

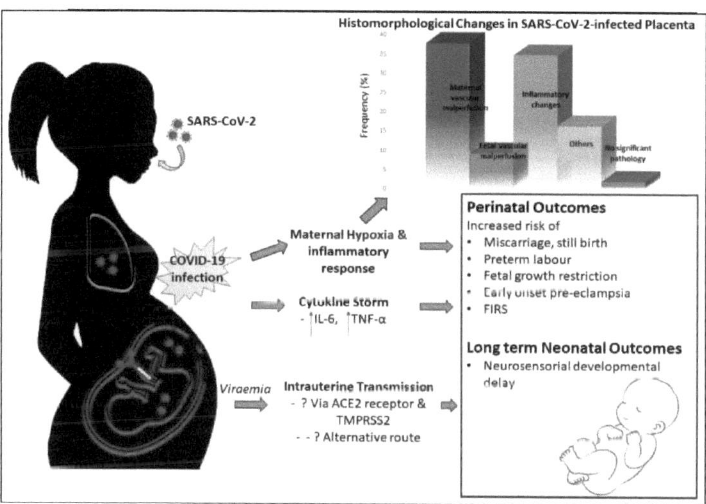

Fig. 20 a: Interação materno-fetal após a infeção por SARS-CoV-2, alterações histomorfológicas registadas na placenta infetada e resultados adversos na gravidez. Abreviaturas: ACE2: Enzima de conversão da angiotensina 2; FIRS: Síndrome da resposta inflamatória fetal; IL-6: Interleucina-6; TNF-α: Fator de necrose tumoral-α; TMPRSS2: Serina protease transmembranar 2.

21. RESUMO

A importância de prestar cuidados de saúde oral às mulheres grávidas é indiscutível. Os dados sugerem que a saúde oral materna tem impacto na saúde da gravidez. As diretrizes e os dados actuais sugerem que os cuidados dentários durante a gravidez são seguros. No entanto, a destartarização e o alisamento radicular são melhor realizados entre as 14 e as 20 semanas de idade gestacional. A prestação de cuidados dentários a mulheres grávidas ajudará a evitar a disseminação de bactérias potencialmente nocivas e, possivelmente, outras complicações. Como prestadores de cuidados de saúde oral, podemos educar os nossos pacientes relativamente à importância da saúde oral e a medidas preventivas importantes para manter a saúde oral.

A associação entre a doença periodontal e vários resultados adversos comuns e graves da gravidez está agora suficientemente estabelecida para que o campo comece a avançar para além da realização de estudos epidemiológicos primários adicionais e de revisões sistemáticas nesta área. É agora necessário concentrarmo-nos na elucidação dos mecanismos subjacentes à ligação entre a doença periodontal e os resultados adversos da gravidez para informar o desenvolvimento de terapias direcionadas e estratégias preventivas.

Além disso, a pandemia de COVID-19 impôs mudanças sem precedentes em todos os aspectos da vida e dos cuidados de saúde. A prevenção ativa com uma vacina eficaz será provavelmente possível no início de 2021, o que desafia a resposta e a gestão globais a serem adaptadas e ajustadas contínua e ativamente, à medida que os dados se tornam disponíveis. Uma relação causal entre a infeção materna pelo SARS-CoV-2 e a patologia placentária/resultados da gravidez é essencial para orientar (e garantir) cuidados de maternidade óptimos no período difícil de uma pandemia global.

22. REFERÊNCIAS

1. Kenagy GP, Linsk NL, Bruce D, Warnecke R, Gordon A, Wagaw F, Densham A. Utilização de serviços, barreiras aos serviços e género entre consumidores seropositivos nos cuidados primários. AIDS Patient Care STDS. 2003 May;17(5):235-44.
2. Offenbacher S, Lieff S, Boggess KA, Murtha AP, Madianos PN, Champagne CME, Mckaig RG, Jared HL, Mauriello SM, Auten RL Jr, Herbert WNP, Beck JD. Periodontite materna e prematuridade. Parte I: Resultados obstétricos da prematuridade e restrição de crescimento. Ann Periodontol.2001;6:164-174.
3. Kinane D, Bouchard P; Grupo E do Workshop Europeu de Periodontologia. Doenças periodontais e saúde: Relatório de Consenso do Sexto Workshop Europeu de Periodontologia. J Clin Periodontol. 2008 Sep;35(8 Suppl):333-7.
4. Albandar JM, Rams TE. Epidemiologia global das doenças periodontais: uma visão geral. Periodontol 2000. 2002;29:7-10.
5. Tatakis DN, Kumar PS. Etiologia e patogénese das doenças periodontais. Dent Clin North Am. 2005 Jul;49(3):491-516, v.
6. Preshaw PM. Definições de doença periodontal em investigação. J Clin Periodontol. 2009 Jan;36(1):1-2.
7. Kornman KS, Page RC, Tonetti MS. A resposta do hospedeiro ao desafio microbiano na periodontite: reunindo os jogadores. Periodontol 2000. 1997 Jun;14:33-53.
8. Loesche WJ. Mediadores bacterianos na doença periodontal. Clin Infect Dis. 1993 Jun;16 Suppl 4:S203-10.
9. Lovegrove JM. A placa dentária revisitada: bactérias associadas à doença periodontal. J N Z Soc Periodontol. 2004;(87):7-21.

10. Garcia RI, Henshaw MM, Krall EA. Relação entre doença periodontal e saúde sistémica. Periodontol 2000. 2001;25:21-36.

11. McCormick MC. The contribution of low birth weight to infant mortality and childhood morbidity (A contribuição do baixo peso à nascença para a mortalidade infantil e a morbilidade na infância). N Engl J Med. 1985 Jan 10;312(2):82-90.

12. Bobetsis YA, Barros SP, Offenbacher S. Explorando a relação entre doença periodontal e complicações na gravidez. J Am Dent Assoc. 2006 Oct;137 Suppl:7S-13S. Erratum in: J Am Dent Assoc. 2008 Mar;139(3):252.

13. Slattery MM, Morrison JJ. Parto pré-termo. Lancet. 2002 Nov 9;360(9344):1489-97.

14. Lawn JE, Cousens S, Zupan J; Equipa de Direção da Lancet Neonatal Survival. 4 milhões de mortes neonatais: quando? Onde? Porquê? Lancet. 2005 Mar 5-11;365(9462):891-900.

15. Saigal S, Doyle LW. An overview of mortality and sequelae of preterm birth from infancy to adulthood (Uma visão geral da mortalidade e das sequelas do nascimento pré-termo desde a infância até à idade adulta). Lancet. 2008 Jan 19;371(9608):261-9.

16. Goldenberg RL, Culhane JF, Iams JD, Romero R. Epidemiology and causes of preterm birth. Lancet. 2008 Jan 5;371(9606):75-84.

17. McCormick MC. The contribution of low birth weight to infant mortality and childhood morbidity (A contribuição do baixo peso à nascença para a mortalidade infantil e a morbilidade na infância). N Engl J Med. 1985 Jan 10;312(2):82-90.

18. Villar J, Papageorghiou AT, Knight HE, Gravett MG, Iams J, Waller SA, Kramer M, Culhane JF, Barros FC, Conde-Agudelo A, Bhutta ZA, Goldenberg RL. The preterm birth syndrome: prototype phenotypic classification. Am J Obstet Gynecol. 2012 Feb;206(2):119-23.

19. Offenbacher S, Boggess KA, Murtha AP, Jared HL, Lieff S, McKaig RG, Mauriello SM, Moss KL, Beck JD. Doença periodontal progressiva e risco de parto muito pré-termo. Obstet Gynecol. 2006 Jan;107(1):29-36. Erratum in: Obstet Gynecol. 2006 May;107(5):1171.

20. Jeffcoat MK, Hauth JC, Geurs NC, Reddy MS, Cliver SP, Hodgkins PM, Goldenberg RL. Doença periodontal e parto prematuro: resultados de um estudo de intervenção piloto. J Periodontol. 2003 Aug;74(8):1214-8.

21. Kinane DF. Causas e patogénese da doença periodontal. Periodontol 2000. 2001;25:8-20.

22. Loesche WJ. A etiologia bacteriana da doença periodontal: A hipótese da placa bacteriana específica. In: Odontologia clínica. Clark JW, editor. Cap. 12. Hagerstown, MD: Harper & Row Publishers, 1987 pp. 1-11.

23. Offenbacher S, Beck JD, Jared HL, Mauriello SM, Mendoza LC, Couper DJ, Stewart DD, Murtha AP, Cochran DL, Dudley DJ, Reddy MS, Geurs NC, Hauth JC; Maternal Oral Therapy to Reduce Obstetric Risk (MOTOR) Investigators. Effects of periodontal therapy on rate of preterm delivery: a randomized controlled trial (Efeitos da terapia periodontal na taxa de parto prematuro: um estudo controlado aleatório). Obstet Gynecol. 2009 Sep;114(3):551-559.

24. Bayingana C ,2005. A prevalência de membros do "complexo vermelho" em mulheres grávidas revelada por PCR e hidrólise de BANA. Tese.

25. Marsh P e Martin M. Oral Microbiology. Londres, Nova Iorque, Tóquio, Melbourne, Madras: Chapman & Hall: 1992pp167-196.

26. Mokeem SA, Molla GN, Al-Jewair TS. A prevalência e a relação entre a doença periodontal e os bebés pré-termo com baixo peso à nascença no Hospital Universitário

King Khalid em Riade, Arábia Saudita. J Contemp Dent Pract. 2004 May 15;5(2):40-56.

27. Holmlund A, Holm G, Lind L. A gravidade da doença periodontal e o número de dentes remanescentes estão relacionados com a prevalência de enfarte do miocárdio e hipertensão num estudo baseado em 4.254 indivíduos. J Periodontol. 2006 Jul;77(7):1173-8.
28. Spahr A, Klein E, Khuseyinova N, et al. Infecções periodontais e doença cardíaca coronária: papel das bactérias periodontais e importância da carga patogénica total no estudo Coronary Event and Periodontal Disease (CORODONT). Arch Intern Med.2006; 166(5):554-9.
29. Page RC e Kornman KS. A patogénese da periodontite humana: Uma introdução. Periodontol 2000. 1997; 14:9-11.
30. Offenbacher S, Barros S, Beck J. Repensando a Inflamação Periodontal. Journal of Periodontology.2008; Vol. 79, No. 8s, Páginas 1577-1584.
31. Baelum V e Lopez R (2003). Definição e classificação da periodontite: Necessidade de uma mudança de paradigma? Eur J Oral Sci.; 111:2-6.
32. Philstrom BL, Michalowixz BS, Johnson NW. Doenças periodontais. Lancet. 2005; 366(9499):1809-20.
33. Miller WD. A boca humana como foco de infeção. Dent Cosmos. 1891; 33: 689-713
34. Azarpazhooh A e Leake JL. Revisão sistemática da associação entre doenças respiratórias e saúde oral. J Periodontol.2006; 77(9):1465-82.
35. Dasanayake AP, Boyd D, Madianos PN, Offenbacher S, Hills E. A associação entre

a IgG sérica materna específica de Porphyromonas gingivalis e o baixo peso à nascença. J Periodontol.2001; 72:1491-7.

36. Jeffcoat MK, Geurs NC, Reddy MS, Cliver SP, Goldenberg R, Hauth JC. Infeção periodontal e parto pré-termo: resultados de um estudo prospetivo. JADA. 2001; 132(7):875-80.

37. Davenport ES, Williams CE, Sterne JA, Murad S, Sivapathasundram V, Curtis MA. Doença periodontal materna e baixo peso à nascença pré-termo: estudo caso-controlo. J Dent Res. 2002 May;81(5):313-8.

38. Madianos PN, Lieff S, Murtha AP, et al. Periodontite materna e prematuridade, II: infeção materna e exposição fetal. Ann Periodontol.2001; 6(1):175-82.

39. Albandar JM, Brunelle JA, Kingman A. Doença Periodontal Destrutiva em Adultos com 30 Anos de Idade ou Mais nos Estados Unidos, 1988-1994. J Periodontal. 1999; 70(1):13-9.

40. Dasanayake AP, Russell S, Boyd D, et al. Baixo peso à nascença pré-termo e doença periodontal entre afro-americanos.Dent Clin North Am.2003; 47(1):115-25.

41. Hasegawa K, Furuichi Y, Shimotsu A, Nakamura M, Yoshinaga M, Kamitomo M, et al. Associações entre estado sistémico, estado periodontal, níveis séricos de citocinas e resultados do parto em mulheres grávidas com diagnóstico de ameaça de parto prematuro. Journal of Periodontology.2003; 74:1764-1770.

42. Persson R, Hitti J, Verhelst R, Vaneechoutte M, Persson R, Hirschi R, Weibel M, Rothen M, Temmerman M, Paul K, Eschenbach D.A microflora vaginal em relação à gengivite. BMC Infect Dis.2009 Jan 22; 9:6.

43. Sconyers JR, Crawford JJ, Moriarty JD. Relação da bacteriémia com a escovagem dos dentes em pacientes com periodontite. J Am Dent Assoc. 1973 Sep;87(3):616-22.

44. Noack B, Klingenberg J, Weigelt J, Hoffmann T. Periodontal status and preterm low birth weight: a case control study. Journal of Periodontal Research. 2005; 40, 339-345.

45. Moore S, Ide M, Randhawa M, Walker JJ, Reid JG, Simpson NA. An investigation into the association among preterm birth, cytokine gene polymorphisms and periodontal disease. BJOG. 2004 Feb;111(2):125-32.

46. Giannopoulou C, Cappuyns I, Mombelli A. Effect of smoking on gingival crevicular fluid cytokine profile during experimental gingivitis. J Clin Periodontol. 2003 Nov;30(11):996- 1002.

47. Lin D, Moss K, Beck JD, Hefti A, Offenbacher S. Níveis persistentemente elevados de agentes patogénicos periodontais associados a resultados de gravidez pré-termo. J Periodontol. 2007 May;78(5):833-41.

48. Chan HC, Wu CT, Welch KB, Loesche WJ. A atividade da doença periodontal medida pelo teste benzoil-DL-arginina-naftilamida está associada a nascimentos pré-termo. J Periodontol. 2010 Jul;81(7):982-91.

49. Haerian-Ardakani A, Eslami Z, Rashidi-Meibodi F, Haerian A, Dallalnejad P, Shekari M, Moein Taghavi A, Akbari S. Relationship between maternal periodontal disease and low birth weight babies. Iran J Reprod Med. 2013 Aug;11(8):625-30.

50. Santos-Pereira SA, Giraldo PC, Saba-Chujfi E, Amaral RL, Morais SS, Fachini AM, Gonçalves AK. Periodontite crônica e trabalho de parto pré-termo em gestantes brasileiras: uma associação a ser analisada. J Clin Periodontol. 2007 Mar;34(3):208-13.

51. Pitiphat W, Joshipura KJ, Gillman MW, Williams PL, Douglass CW, Rich-Edwards JW. Periodontite materna e resultados adversos na gravidez. Community Dent Oral Epidemiol. 2008 Feb;36(1):3-11.

52. Agueda A, Ramón JM, Manau C, Guerrero A, Echeverría JJ. A doença periodontal como fator de risco para resultados adversos na gravidez: um estudo de coorte prospetivo. J Clin Periodontol. 2008 Jan;35(1):16-22.

53. Dasanayake AP. A má saúde periodontal da mulher grávida como fator de risco para o baixo peso à nascença. Ann Periodontol. 1998 Jul;3(1):206-12.

54. Scannapieco FA, Bush RB, Paju S. Associações entre a doença periodontal e o risco de pneumonia bacteriana nosocomial e doença pulmonar obstrutiva crónica. Uma revisão sistemática. Ann Periodontol. 2003 Dec;8(1):54-69.

55. Holbrook WP, Oskarsdóttir A, Fridjónsson T, Einarsson H, Hauksson A, Geirsson RT. Não existe qualquer ligação entre a doença periodontal de baixo grau e o nascimento pré-termo: um estudo piloto numa população caucasiana saudável. Ata Odontol Scand. 2004 Jun;62(3):177-9.

56. Dörtbudak O, Eberhardt R, Ulm M, Persson GR. Periodontite, um marcador de risco na gravidez para parto prematuro. J Clin Periodontol. 2005 Jan;32(1):45-52.

57. Rajapakse PS, Nagarathne M, Chandrasekra KB, Dasanayake AP. Periodontal disease and prematurity among non-smoking Sri Lankan women (Doença periodontal e prematuridade entre mulheres não fumadoras do Sri Lanka). J Dent Res. 2005 Mar;84(3):274-7.

58. Vettore MV, Lamarca Gde A, Leão AT, Thomaz FB, Sheiham A, Leal Mdo C. Infeção periodontal e resultados adversos na gravidez: uma revisão sistemática de estudos epidemiológicos. Cad Saude Publica. 2006 Oct;22(10):2041-53.

59. Buduneli N, Baylas H, Buduneli E, Türkoğlu O, Köse T, Dahlen G. Infecções periodontais e baixo peso à nascença pré-termo: um estudo de caso-controlo. J Clin Periodontol. 2005 Feb;32(2):174-81.

60. Vettore MV, Leal Md, Leão AT, da Silva AM, Lamarca GA, Sheiham A. A relação entre periodontite e baixo peso ao nascer pré-termo. J Dent Res. 2008 Jan;87(1):73-8.

61. Xiong X, Buekens P, Fraser WD, Beck J, Offenbacher S. Doença periodontal e resultados adversos na gravidez: uma revisão sistemática. BJOG. 2006 Feb;113(2):135-43.

62. Srinivas SK, Parry S. Periodontal disease and pregnancy outcomes: time to move on? J Womens Health (Larchmt). 2012 Feb;21(2):121-5.

63. Abati S, Villa A, Cetin I, Dessole S, Lugliè PF, Strohmenger L, Ottolenghi L, Campus GG. Ausência de associação entre o estado periodontal materno e os resultados adversos da gravidez: um estudo epidemiológico multicêntrico. J Matern Fetal Neonatal Med. 2013 Mar;26(4):369-72.

64. Mumghamba EG, Manji KP. Estado de saúde oral materna e baixo peso à nascença pré-termo no Hospital Nacional Muhimbili, Tanzânia: um estudo de caso-controlo. BMC Oral Health. 2007 Jun 26;7:8.

65. Farrell S, Ide M, Wilson RF. A relação entre periodontite materna, resultados adversos da gravidez e aborto espontâneo em mulheres que nunca fumaram. J Clin Periodontol. 2006 Feb;33(2):115-20.

66. Tarannum F, Faizuddin M. Efeito da terapia periodontal no resultado da gravidez em mulheres afectadas por periodontite. J Periodontol. 2007 Nov;78(11):2095-103.

67. López NJ, Da Silva I, Ipinza J, Gutiérrez J. A terapia periodontal reduz a taxa de nascimentos prematuros de baixo peso em mulheres com gengivite associada à gravidez. J Periodontol. 2005 Nov;76(11 Suppl):2144-53.

68. Reddy BV, Tanneeru S, Chava VK. The effect of phase-I periodontal therapy on pregnancy outcome in chronic periodontitis patients (O efeito da terapia periodontal

de fase I nos resultados da gravidez em pacientes com periodontite crónica). J Obstet Gynaecol. 2014 Jan;34(1):29-32.

69. Lamont RF. Infeção na previsão e antibióticos na prevenção do trabalho de parto pré-termo espontâneo e do nascimento pré-termo. BJOG. 2003 Apr;110 Suppl 20:71-5.

70. Carey JC, Klebanoff MA, Hauth JC, Hillier SL, Thom EA, Ernest JM, Heine RP, Nugent RP, Fischer ML, Leveno KJ, Wapner R, Varner M. Metronidazole to prevent preterm delivery in pregnant women with asymptomatic bacterial vaginosis. Instituto Nacional de Saúde Infantil e Desenvolvimento Humano Rede de Unidades de Medicina Materno-Fetal. N Engl J Med. 2000 Feb 24;342(8):534-40.

71. Ugwumadu A, Manyonda I, Reid F, Hay P. Effect of early oral clindamycin on late miscarriage and preterm delivery in asymptomatic women with abnormal vaginal flora and bacterial vaginosis: a randomised controlled trial. Lancet. 2003 Mar 22;361(9362):983-8.

72. Sadatmansouri S, Sedighpoor N, Aghaloo M. Effects of periodontal treatment phase I on birth term and birth weight (Efeitos da fase I do tratamento periodontal sobre o termo e o peso à nascença). J Indian Soc Pedod Prev Dent. 2006 Mar;24(1):23-6.

73. Michalowicz BS, Hodges JS, DiAngelis AJ, Lupo VR, Novak MJ, Ferguson JE, Buchanan W, Bofill J, Papapanou PN, Mitchell DA, Matseoane S, Tschida PA; Estudo OPT. Treatment of periodontal disease and the risk of preterm birth (Tratamento da doença periodontal e risco de parto prematuro). N Engl J Med. 2006 Nov 2;355(18):1885-94.

74. Wilder R, Robinson C, Jared HL, Lieff S, Boggess K. Obstetricians' knowledge and practice behaviors concerning periodontal health and preterm delivery and low birth weight. J Dent Hyg. 2007 Fall;81(4):81.

75. Morgan MA, Crall J, Goldenberg RL, Schulkin J. Oral health during pregnancy (Saúde oral durante a gravidez). J Matern Fetal Neonatal Med. 2009 Sep;22(9):733-9.

76. Chi DL, Milgrom P, Carle AC, Huebner CE, Mancl LA. Multilevel factors associated with dentists' counseling of pregnant women about periodontal health. Spec Care Dentist. 2014 Jan-Fev;34(1):2-6.

77. Bamanikar S, Kee LK. Conhecimento, atitude e prática de cuidados de saúde oral e dentária em mulheres grávidas. Oman Med J. 2013 Jul;28(4):288-91.

78. Avula R, Menon P, Saha KK, Bhuiyan MI, Chowdhury AS, Siraj S, Haque R, Jalal CS, Afsana K, Frongillo EA. Uma análise do caminho do impacto do programa identifica etapas críticas na implementação e utilização de uma intervenção de comunicação de mudança de comportamento que promove práticas de alimentação de bebés e crianças no Bangladesh. J Nutr. 2013 Dec;143(12):2029-37.

79. Jeffcoat MK. Conceitos actuais em testes de doença periodontal. J Am Dent Assoc. 1994 Aug;125(8):1071-8.

80. Matteson SR, Joseph LP, Bottomley W, Finger HW, Frommer HH, Koch RW, Matranga LF, Nowak AJ, Rachlin JA, Schoenfeld CM, et al. O relatório do painel para desenvolver critérios de seleção radiográfica para pacientes dentários. Gen Dent. 1991 Jul-Ago;39(4):264-70.

81. Sanz M, Kornman K; grupo de trabalho 3 do workshop conjunto EFP/AAP. Periodontitis and adverse pregnancy outcomes: consensus report of the Joint EFP/AAP Workshop on Periodontitis and Systemic Diseases. J Periodontol. 2013 Apr;84(4 Suppl):S164-9.

82. Michalowicz BS, Gustafsson A, Thumbigere-Math V, Buhlin K. Os efeitos do tratamento periodontal nos resultados da gravidez. J Clin Periodontol. 2013 Abr;40

Suppl 14:S195-208.

83. Pirie M, Linden G, Irwin C. Tratamento periodontal não cirúrgico intra-gravidez e resultados da gravidez: um ensaio aleatório controlado. J Periodontol. 2013 Oct;84(10):1391- 400.

84. Polyzos NP, Polyzos IP, Zavos A, Valachis A, Mauri D, Papanikolaou EG, Tzioras S, Weber D, Messinis IE. Resultados obstétricos após o tratamento da doença periodontal durante a gravidez: revisão sistemática e meta-análise. BMJ. 2010 Dec 29;341:c7017.

85. Uppal A, Uppal S, Pinto A, Dutta M, Shrivatsa S, Dandolu V, Mupparapu M. A eficácia do tratamento da doença periodontal durante a gravidez na redução do risco de parto prematuro e de baixo peso à nascença: uma meta-análise. J Am Dent Assoc. 2010 Dec;141(12):1423-34.

86. Fogacci MF, Vettore MV, Thomé Leão AT. O efeito da terapia periodontal no baixo peso ao nascer pré-termo: uma meta-análise. Obstet Gynecol. 2011 Jan;117(1):153-165.

87. George A, Shamim S, Johnson M, Ajwani S, Bhole S, Blinkhorn A, Ellis S, Andrews K. Periodontal treatment during pregnancy and birth outcomes: a meta-analysis of randomised trials. Int J Evid Based Healthc. 2011 Jun;9(2):122-47.

88. Chambrone L, Guglielmetti MR, Pannuti CM, Chambrone LA. Grau de evidência que associa a periodontite ao nascimento pré-termo e/ou baixo peso à nascença: I. Uma revisão sistemática de estudos de coorte prospectivos. J Clin Periodontol. 2011 Sep;38(9):795-808.

89. Kim AJ, Lo AJ, Pullin DA, Thornton-Johnson DS, Karimbux NY. Tratamento de raspagem e alisamento radicular para periodontite para reduzir o nascimento pré-termo

e o baixo peso à nascença: uma revisão sistemática e meta-análise de ensaios controlados aleatórios. J Periodontol. 2012 Dec;83(12):1508-19.

90. Schwendicke F, Karimbux N, Allareddy V, Gluud C. Periodontal treatment for preventing adverse pregnancy outcomes: a meta- and trial sequential analysis. PLoS One. 2015 Jun 2;10(6):e0129060.

91. López NJ, Uribe S, Martinez B. Effect of periodontal treatment on preterm birth rate: a systematic review of meta-analyses. Periodontol 2000. 2015 Feb;67(1):87-130.

92. Hilgers KK, Douglass J, Mathieu GP. Gravidez na adolescência: uma revisão das diretrizes de tratamento dentário. Pediatr Dent. 2003 Set-Out;25(5):459-67.

93. Ananth CV, Vintzileos AM. Epidemiologia do nascimento pré-termo e seus subtipos clínicos. J Matern Fetal Neonatal Med. 2006 Dec;19(12):773-82.

94. D'Aiuto F, Parkar M, Brett PM, Ready D, Tonetti MS. Os polimorfismos genéticos nas citocinas pró-inflamatórias estão associados à inflamação sistémica em pacientes com infecções periodontais graves. Cytokine. 2004 Oct 7;28(1):29-34.

95. Lev A, Aied AS, Arshed S. The effect of different oral hygiene treatments on the occurrence of ventilator associated pneumonia (VAP) in ventilated patients. J Infect Prev. 2015 Mar;16(2):76-81.

96. Hua F, Xie H, Worthington HV, Furness S, Zhang Q, Li C. Cuidados de higiene oral para pacientes em estado crítico para prevenir a pneumonia associada à ventilação mecânica. Cochrane Database Syst Rev. 2016 Oct 25;10(10):CD008367.

97. Offenbacher S, Lin D, Strauss R, McKaig R, Irving J, Barros SP, Moss K, Barrow DA, Hefti A, Beck JD. Efeitos da terapia periodontal durante a gravidez no estado periodontal, parâmetros biológicos e resultados da gravidez: um estudo piloto. J Periodontol. 2006 Dec;77(12):2011-24.

98. Institute of Medicine (EUA) Committee on Understanding Premature Birth and Assuring Healthy Outcomes (Comité para a Compreensão do Nascimento Prematuro e Garantia de Resultados Saudáveis). Preterm Birth: Causes, Consequences, and Prevention (Nascimento prematuro: causas, consequências e prevenção). Behrman RE, Butler AS, editores. Washington (DC): National Academies Press (EUA); 2007.

99. Vt H, T M, T S, Nisha V A, A A. Considerações dentárias na gravidez - uma revisão crítica sobre os cuidados orais. J Clin Diagn Res. 2013 maio;7(5):948-53.

100. Kloetzel MK, Huebner CE, Milgrom P. Referrals for dental care during pregnancy. J Midwifery Womens Health. 2011 Mar-Abr;56(2):110-7.

101. Matteson SR, Deahl ST, Alder ME, Nummikoski PV. Métodos avançados de imagiologia. Crit Rev Oral Biol Med. 1996;7(4):346-95.

102. Siriphant P, Drury TF, Horowitz AM, Harris RM. Conhecimentos e opiniões sobre o cancro oral entre os profissionais de enfermagem de Maryland. J Public Health Dent. 2001 Summer;61(3):138-44.

103. Foster AM, Polis C, Allee MK, Simmonds K, Zurek M, Brown A. Abortion education in nurse practitioner, physician assistant and certified nurse-midwifery programs: a national survey. Contraception. 2006 Apr;73(4):408-14.

104. Madjunkov M, Dviri M, Librach C. Uma revisão abrangente do impacto da COVID-19 na biologia da reprodução humana, nos cuidados de reprodução assistida e na gravidez: uma perspetiva canadiana. J Ovarian Res. 2020 Nov 27;13(1):140.

105. Allotey J, Stallings E, Bonet M, Yap M, Chatterjee S, Kew T, Debenham L, Llavall AC, Dixit A, Zhou D, Balaji R, Lee SI, Qiu X, Yuan M, Coomar D, Sheikh J, Lawson H, Ansari K, van Wely M, van Leeuwen E, Kostova E, Kunst H, Khalil A, Tiberi S, Brizuela V, Broutet N, Kara E, Kim CR, Thorson A, Oladapo OT, Mofenson L,

Zamora J, Thangaratinam S; PregCOV-19 Living Systematic Review Consortium. Manifestações clínicas, factores de risco e resultados maternos e perinatais da doença do coronavírus 2019 na gravidez: revisão sistemática viva e meta-análise. BMJ. 2020 Set 1;370:m3320.

106. Novoa RH, Quintana W, Llancarí P, Urbina-Quispe K, Guevara-Ríos E, Ventura W. Caraterísticas clínicas maternas e resultados perinatais entre mulheres grávidas com doença de coronavírus 2019. Uma revisão sistemática. Travel Med Infect Dis. 2021 Jan-Fev;39:101919.

107. Kazemi SN, Hajikhani B, Didar H, Hosseini SS, Haddadi S, Khalili F, Mirsaeidi M, Nasiri MJ. COVID-19 e causa de perda de gravidez durante a pandemia: Uma revisão sistemática. PLoS One. 2021 Aug 11;16(8):e0255994.

108. Muhidin S, Behboodi Moghadam Z, Vizheh M. Análise das Infecções Maternas por Coronavírus e Neonatos Nascidos de Mães com 2019-nCoV; uma Revisão Sistemática. Arch Acad Emerg Med. 2020 Abr 15;8(1):e49.

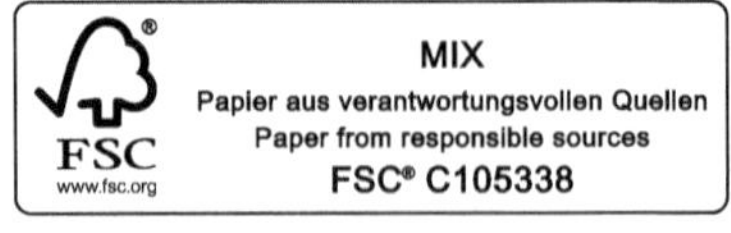

Printed by Books on Demand GmbH, Norderstedt / Germany